子どもの双極性障害
DSM-5への展望

傳田 健三［著］

金剛出版

序論

かつて子どもの双極性障害はきわめて稀であると考えられてきた

これまで,子どもの双極性障害はきわめて稀であると考えられてきた。米国精神医学会の診断基準であるDSM-IV-TR(American Psychiatric Association, 2000)では,大うつ病性障害の診断基準に児童・青年特有の症状項目が設けられ,テキストにも子どものうつ病性障害の臨床的特徴が詳しく記載されるようになった。一方,双極性障害においては,平均発症年齢が20歳であるにもかかわらず,児童・青年特有の臨床像の記載はなく,成人の診断基準をそのまま使用することになっている。このことは,少なくとも2000年頃までは,欧米においても子ども特有の双極性障害という考え方は正式に認められていなかったと考えることができる。2002年に刊行された世界を代表する児童精神医学のテキストであるRutter & Taylorの"Child and Adolescent Psychiatry"の第4版(Harrington et al., 2002)においても,子ども特有の双極性障害について触れられてはいるものの,子どもの躁状態の概念の妥当性に疑問が残るとして,わずかな記載にとどまっている。

ごく最近,子ども特有の双極性障害の存在が大きく取り上げられるようになった

しかし,ここ数年にわたり,児童期発症の双極性障害が以前考えられてきたよりもずっと多く存在することを示す実証的研究が報告されるようになった(Blader et al., 2007 ; Moreno et al., 2007)。また,北米の一部の研究グルー

プを中心に，児童期および前青年期の双極性障害に関する論文が数多く報告されるようになったのである（Biederman et al., 2003 ; Geller et al., 2005)。その数は膨大である。さらに，その臨床像はこれまで認識されていた成人における躁うつ病像，すなわち躁病相とうつ病相の明らかな対比，その明瞭な交代と月単位の周期，各病相に特徴的な臨床症状などの古典的な病像とは大きく異なり，子ども特有の臨床像を呈することが明らかになってきたのである。2008年に刊行された"Rutter's Child and Adolescent Psychiatry"の第5版では，気分障害の章から，新たに双極性障害の章が独立して設けられ，子ども特有の双極性障害について詳細に述べられている（Leibenluft et al., 2008)。すなわち，ようやく最近になって，ヨーロッパにおいても子ども特有の双極性障害の存在が認められるようになったのである。

子ども特有の双極性障害はどのような病像を呈するか

近年の児童期・前青年期の双極性障害の臨床像は次のようにまとめることができる。①うつ症状と躁症状のきわめて急速な交代，②うつ病相と躁病相が明瞭に区別しにくく，双方の症状が混在する多彩な病態，③他の精神障害，特に注意欠如・多動性障害（ADHD)，反抗挑戦性障害，素行障害などと併存しやすい，という3点である。それぞれについて簡単に説明してみよう。

子どもの双極性障害の第一の特徴は，うつ症状と躁症状のきわめて急速な交代である。Gellerら（1998a）によれば，平均8.1歳で発症した，平均11.0歳の児童期・前青年期双極性障害児60名のうち，50名（83.3％）が急速交代型，超急速交代型，あるいは日内交代型であり，そのほとんど（45名）を占める日内交代型では，年間の病相回数は平均1,440回で，1日平均4回の

病相がみられたという。DSM-IV-TRでは，病相の持続期間は躁病エピソードで少なくとも1週間，軽躁病エピソードで少なくとも4日間は必要であることから，大人の双極性障害とはまったく異なる病態ということができる。

　第二の特徴は，特に躁病エピソードにおいて，うつ病相と躁病相が明瞭に区別しにくく，双方の症状が混在する多彩な病態を示すことである。しかし，DSM-IV-TRの混合性エピソードの診断基準は完全には満たさない場合が多い。具体的な躁病エピソードの症状としては，易刺激性 irritability, 気分変動，情緒不安定，攻撃性，衝動性などである（Findling et al., 2003）。このうち，特に易刺激性 irritability が最も特徴的であり，大人の躁病で特徴的な高揚気分が子どもの躁病エピソードでは必ずしも特徴的ではないとするグループも存在する（Biederman et al., 1996）。典型的な躁症状である高揚気分と誇大性が必須であると主張するグループもいる（Geller et al., 1998a）。いずれにしろ，子どもの躁病エピソードの特徴の一つは，うつと躁が混在する多彩な病態である。

　第三の特徴は，他の精神障害，特にADHD，反抗挑戦性障害，素行障害などの破壊的行動障害を併存しやすいことである。その他の併存障害としては不安障害，物質関連障害が多い。報告はさまざまであるが，児童・青年期の双極性障害の少なくとも4分の3に明らかな併存障害が存在するといわれている。併存障害が存在する場合，例えばADHDが併存したとき，ADHDの症状が派手で，目立ち，多彩なため，周囲の目はADHDの症状に集中してしまう。そのため双極性障害を見逃してしまう可能性がある。その上，ADHDの症状と双極性障害の症状は重複するものが少なくないため，一層双極性障害は見落とされやすいと考えられるのである。

子どもの双極性障害の問題点

　子どもの双極性障害の問題点の第一は，DSM-IV-TR における双極 I・II 型障害の診断基準を満たさず，特定不能の双極性障害という診断名になってしまうことである。それが，診断の難しさ，曖昧さにつながっている。

　Geller ら（1998a；1998b）は，独自に PEA-BP（児童期・前青年期の双極性障害 Prepubertal and Early Adolescent Bipolar Disorder Phenotype）という概念を提唱している。また，彼らは DSM-IV-TR とは異なる新しい診断のための構造化面接（WASH-U-KSADS）を作成し，さらに独自の急速交代のパターンの取り決め（cycle の交代を最低 4 時間続く気分の変動と定義）を作って診断を行っている。

　Biederman ら（1996）は双極性障害をもつ子どもは上機嫌よりも易刺激性を訴えると述べ，子どもの双極性障害における易刺激性の重要性を強調している。彼らは易刺激性を評価するとき，過剰な怒り，不機嫌，気むずかしさの存在を確認し，そのような易刺激性があれば，DSM-IV-TR の躁病エピソードの定義を満たすという独自の判断をしている。

　一方，Leibenluft ら（2008）は子どもの双極性障害は DSM-IV-TR の成人の診断基準に従うべきと考えている。そして，Severe Mood Dysregulation（SMD）という病態を提唱し，双極性障害とは異なるものとした。これは高揚気分や誇大性・開放性がなく，重篤な易刺激性・易怒性を基本症状として慢性に経過するものであり，Biederman らの躁状態の概念と近似する。

　すなわち，子どもの双極性障害は診断基準が研究者によってさまざまであり，それぞれの診断基準の妥当性も十分に検証されているわけではない。また，子どもの双極性障害の症状の内容，症状数，持続時間などもきちんと検

討されてはいない。十分な議論がなされぬまま，児童期双極性障害という概念が一人歩きしているのが現状である。また，子どもの双極性障害の経過もまだ十分に検証されているわけではないので，子どもの双極性障害は大人の双極性障害と連続するものなのか，そうではないのか，まだ確実なことは明らかになっていないのである。

DSM-5 ドラフトの発表

2010年2月10日，DSM-5のドラフトが発表された。子どもの双極性障害にとっては大きな変化があった。「通常，幼児期，小児期，または青年期に初めて診断される障害」の章に，Temper Dysregulation Disorder with Dysphoria（不快気分を伴う機嫌調節不全障害：TDD）という病名が新たに作られ，双極性障害とは異なる疾患概念としたのである。これは後に，Disruptive Mood Dysregulation Disorder（破壊的気分調節不全障害：DMDD）という名称に変更になった。これは通常のストレッサーに対する重度で反復する不機嫌の爆発が特徴であり，その爆発の間欠期の気分状態も，イライラ，怒り，あるいは悲しみなどが続く状態である。そして，この障害は児童期双極性障害の濫用を防ぐために設けられたのだという。TDD は当初「通常，幼児期，小児期，または青年期に初めて診断される障害」の章に属していたが，後にその章自体がなくなることになり，DMDD は「うつ病性障害 Depressive Disorders」の章に記載されている。なお，現時点（2011年8月1日）では，「気分障害 Mood Disorders」の名称は消え，「双極性および関連障害 Bipolar and Related Disorders」と「うつ病性障害 Depressive Disorders」に分離されている。

すなわち，DSM-5では成人の双極性障害とは異なる児童期特有の双極性障

害のタイプを新たに作ることはせず，児童であっても，双極性障害は原則として成人の診断基準に従うことになったのである。そして，「重度の非エピソード性の易刺激性 severe, non-episodic irritability」のみでは双極性障害とはせず，診断するには典型的な双極性障害の症状であるエピソード性の高揚した，開放的な，あるいはイライラした気分が必須であり，かついくつかの関連症状が必要であるとしたのである。

子どもの双極性障害の意義

　しかし，それでもなお，上述したような，①うつ症状と躁症状のきわめて急速な交代，②うつ病相と躁病相が明瞭に区別しにくく，双方の症状が混在する多彩な病態，③他の精神障害と併存しやすい，という3つの特徴を有する子どもは間違いなく存在し，彼らの多くをわれわれはこれまで見逃してきており，また，彼らはやはり双極性障害というカテゴリーに含まれ得るもので，かつ治療抵抗性で，臨床的にも基礎的にも研究の必要性が高い病態と考えられるのである。

　子どもの双極性障害はADHD，素行障害，反抗挑戦性障害および広汎性発達障害などの併存障害と密接にかつ複雑に関連した病態である。すなわち，子どもの双極性障害を研究していくということは，双極性障害と併存障害の内的関連性を解明していくことにつながっていく。それは，児童青年精神医学にとってきわめて重要な問題であると考えられる。今後，これらの病態をきちんと定義づけ，相互の関係を詳細に検討していくことは，病因の解明および治療に関する新たな知見につながっていくと考えられる。また，発達論的視点をもつ双極性概念の確立という意義がある。子どもの双極性障害の臨床

像は，伝統的な大人の双極性障害概念とは大きく異なるものである。双極性概念が発達とともにどのように変遷していくのかを検討していくことはきわめて重要なことである。今後，「発達精神病理学 developmental psychopathology」というパラダイムが，児童精神医学だけでなく，精神疾患全般を考える上で非常に重要な意味をもつと考えられる。

本書の構成

本書の構成は5部からなっている。第1部では，子どもの双極性障害とはどのような病気かについて述べる。その概念と歴史，疫学，一般的な診断基準，臨床的特徴を述べた上で，子どもの双極性障害の診断基準について解説したい。

第2部では，さまざまなケースを取り上げて，子どもの双極性障害がどのような形で表れるのかを具体的に述べてみたい。なお，本書で提示する症例は，掲載することに関してその主旨を十分に説明し，本人および保護者の同意を得た。また，プライバシー保護のため，症例の記載に際し，匿名性が保たれるように十分に配慮した。

第3部では，子どもの双極性障害の治療と対応について述べる。薬物療法はどのように行うか，どのような薬物が有効か，どんな精神療法が適切か，家族へはどのようにアプローチすべきかなどの治療戦略について解説したい。

第4部では，子どもの双極性障害の本態は何かについて，まず生物学的病態研究の知見を述べる。次に，子どもの双極性障害は大人に移行していくのかについて，大学病院におけるカルテ調査の結果と最近の文献を概観しながら検討したい。

第5部では，DSM-5のドラフトを検討しながら，子どもの双極性障害の診断基準について展望したい。最後に以上を踏まえた上で，子どもの双極性障害をどのように考え，実際にどう対応すべきかを論じたいと思う。

　巻末に，付録として，最新のDSM-5ドラフトの翻訳と筆者による解説を付した。

　本書は以上の構成からなっている。子どもの双極性障害に関する研究は米国の一部のグループから始まり，現在欧米を中心に急速に発展してきているが，わが国における研究はまだ不十分と言わざるを得ない。本書は，欧米の研究を参考にしながら，できる限り日本の現状に即した子どもの双極性障害のハンドブックを目指した。

文　献

American Psychiatric Association : Diagnostic and Statistical Manual of Mental Disorders, 4th Edition Text Revision (DSM-IV-TR). Washington, DC, American Psychiatric Association, 2000.

Biederman J, Faraone S, Mick E et al. : Attention-deficit hyperactivity disorder and juvenile mania: an overlooked comorbidity? Journal of American Academy of Child and Adolescent Psychiatry, 35 ; 997-1008, 1996.

Biederman J, Mick E, Faraone S et al. : Current concepts in the validity, diagnosis and treatment of pediatric bipolar disorder. International Journal of Neuropsychopharmacology, 6 ; 293-300, 2003.

Blader JC & Carlson GA : Increased rates of bipolar disorder diagnoses amang U.S. child, adolescent, and adult inpatients, 1996-2004. Biological Psychiatry, 62 ; 107-114, 2007.

Findling R, Kowatch R, Post R : Pediatric Bipolar Disorder: A Handbook for Clinicians. London, Martin Dunitz, 2003.（十一元三，岡田俊監訳：児童青年期の双極性障害 ── 臨床ハンドブック．東京書籍, 2008）

Geller B, Williams M, Zimerman B et al. : Prepubertal and early adolescent bipolarity differentiate from ADHD by manic symptoms, grandiose delusions, ultra-rapid or ultradian cycling. Journal of Affective Disorder, 51 ; 81-91, 1998a.

Geller B, Warner K, Williams M et al. : Prepubertal and young adolescent bipolarity versus ADHD : assessment and validity using the WASH-U-KSADS, CBCL and TRF. Journal of Affective Disorder, 51 ; 93-100, 1998b.

Geller B & Tillman R : Prepubertal and early adolescent bipolar I disorder: Review of diagnostic validation by Robins and Guze criteria. Journal of Clinical Psychiatry, 66 [suppl.7]; 21-28, 2005.

Harrington R: Affective disorders. In: Rutter M & Taylor E (eds.) : Child and Adolescent Psychiatry, 4th edition, Chapter 29. pp.463-485, Oxford, Blackwell, Science, 2002. (長尾圭造, 宮本信也監訳：児童青年精神医学. 明石書店, 2007)

Leibenluft E & Dickstein DP : Bipolar disorder in children and adolescents. In: Rutter M, Bishop, D, Pine D et al.: Rutter's Child and Adolescent Psychiatry, 5th edition, Chapter 38. pp.613-627, Oxford, Blackwell, Science, 2008.

Moreno C, Laje G, Blanco C et al. : National trends in the outpatient diagnosis and treatment of bipolar disorder in youth. Archives of General Psychiatry, 64 ; 1032-1039, 2007.

子どもの双極性障害
DSM-5への展望
目 次

序論　3

第Ⅰ部　｜　子どもの双極性障害とはどのような病気なのか　17
　　　　　　第1章　子どもの双極性障害の概念と歴史　　18
　　　　　　第2章　子どもの双極性障害の疫学　　27
　　　　　　第3章　成人の双極性障害の診断基準　　41
　　　　　　第4章　子どもの双極性障害の臨床的特徴　　53
　　　　　　第5章　子どもの双極性障害の診断基準　　77

第Ⅱ部　｜　症例呈示　91
　　　　　　第6章　症例呈示　　92

第Ⅲ部　｜　治療　127
　　　　　　第7章　子どもの双極性障害の治療　　128

第Ⅳ部　｜　子どもの双極性障害の本態は何か　149
　　　　　　第8章　子どもの双極性障害の生物学的病態研究　　150
　　　　　　第9章　子どもの双極性障害は大人へ移行していくのか　　159

第Ⅴ部　｜　DSM-5への展望　175
　　　　　　第10章　DSM-5のドラフト　　176
　　　　　　第11章　子どもの双極性障害にどのように対応していくか　190

付録　DSM-5ドラフトの診断分類　207

あとがき　227　　索引　229

子どもの
双極性障害
DSM-5への展望

第Ⅰ部 子どもの双極性障害とはどのような病気なのか

第1章 子どもの双極性障害の概念と歴史

I 子どものうつ病,躁うつ病は,長らく脚光を浴びることがなかった

　子どもの気分障害,すなわちうつ病および躁うつ病は,長らく脚光を浴びることがなかった。高木(1980)も述べているように,かつて米国を代表する児童精神医学の2大テキストであったKanner(1972)およびShaw & Lucas(1970)の著書にはうつ病および躁うつ病の章が存在しない。また,英国を代表するテキストであるRutter & Hersovの"Child and Adolescent Psychiatry"の初版(Rutter et al., 1976)ではうつ病性障害depressive disorderとしてごくわずかな記載があるに過ぎない。わが国においても,牧田の児童精神医学の教科書(牧田,1969)には,うつ病および躁うつ病に

ついての記載は見あたらない。以上のことから，1970年代までは欧米においてもわが国においても，子どものうつ病および躁うつ病はほとんど見逃されていた，あるいは存在しないものと考えられてきたといえるだろう。

II かつて子どもの双極性障害はどのように考えられてきたか

　これまで子どもの双極性障害の報告がまったくなかったわけではなく，いくつかの症例報告や多数例報告がなされてきた。古くはKraepelin（1913）が，躁うつ病の自験例の中で10歳未満に発症した症例は0.4%であったと記している。Kasanin（1931），Campbell（1952）も十数例の自験例を詳細に報告している。

　わが国では南沢（1955）が女子のうつ病，躁うつ病の4例（10〜13歳発症）を記載したのが最初の報告である。その後，品川（1959）が躁うつ病の6例（12〜15歳発症）を記載した。高木（1959）は「思春期周期性精神病」を記載した際，その考察で11〜14歳に発症した4例の躁うつ病の症例を併記し，上記精神病との症状学的な比較検討を試みている。大井（1978）はうつ病，躁うつ病の自験例50例の検討を行い，児童・青年期の感情障害は双極性障害が多く，非定型的ないし混合病像をとりやすいこと，短期間の病相を頻回に反復する傾向があることを報告した。表1-1は，清水（1990）が1980年以前になされた主な報告をまとめたものである。

表 1-1 1980年以前における躁うつ病に関する報告 (清水, 1990)

報告者	報告年	男子	女子	計	年齢
Kasanin, J.	1931	6	4	10	11〜15
Barret, A.M.	1931	3	2	5	10〜12
Campbell, J.D.	1952	7	11	18	6〜10
McHarg, J.F.	1954	0	1	1	11
品川浩三	1959	4	2	6	11〜14
髙木隆郎	1959	1	8	9	12〜15
杉本直人	1960	0	1	1	10
Spiel, W.	1961	8	11	19	7〜14
Olsen, T.	1961	15	13	28	13〜19
Toolan, J.M.	1962	4	1	5	12〜16
Altschule, M.D.	1963	0	1	1	13
Periss, C.	1966	66	96	162	
Baeyer, W. von	1969	50	62	112	5〜18
Schmitz, W.	1971	6	11	17	11〜14
Nissen, G.	1971	68	37	105	2〜18
Gallemore, J.L.	1972	31	4	35	15〜20
Remschmidt, H.	1974	11	30	41	2〜18
Berg, I.	1974	0	1	1	14
Warner, L.	1975	1	0	1	14
Teja, J.S.	1976	0	1	1	15
大井正巳	1978	19	31	50	10〜19
乾正	1978	2	1	3	14〜18
Kimura, S.	1980	5	8	13	12〜18
Hasanyeh, F.	1980	5	5	10	12〜15
北村栄一	1980	4	10	14	8〜17
北脇雅之	1980	9	1	10	12〜16
計		336	359	695	

Ⅲ　DSM-Ⅲ（1980）以前の子どものうつ病，躁うつ病は次のように考えられていた

　高木（1980）はDSM-Ⅲ出版前に，当時の諸外国の文献を概観し，自験例を検討した上で，児童期のうつ病，躁うつ病の特徴を次のようにまとめている。

1. 精神運動性症状が前景に立つこと

　児童期あるいは前思春期のうつ病の臨床像の特徴は，第一に運動抑制，行動の不活発であって，一日中ゴロゴロと横になっているとか，重篤な場合には急速に昏迷状態にまで陥ることもしばしばであるが，一方「淋しい」「悲しい」などのネガティブな感情状態，悲哀感が訴えられることが少ない。反対に躁状態では異常な活動性，多動性であって，朝早くから夜遅くまで文字通り興奮して走り回り，あるいは遊び回り，きわめて多弁となり，時にルールを無視して非行的行動に走り，周囲から問題視されることもある。

2. いわゆる非定型性ないし混合性病像をとりやすいこと

　急性抑うつ状態が重篤化する過程で，被害・関係念慮が比較的容易に出現し，時には幻聴などいわゆる緊張病症候群の色彩を帯び，うつ状態は精神運動性抑制から昏迷状態に，躁状態は精神運動性興奮から錯乱状態に陥ることがしばしばである。この場合でも精神運動性症状が前景にでており，疎通性も比較的保たれていることが特徴である。

3. 植物性機能障害および身体症状

　植物性機能障害とは不眠，食欲の不振もしくは亢進，月経不順，頭痛などの身体症状をさす。子どものうつ病では，精神症状を言語化することが困難なため，上記のような身体症状の訴えが主症状であることが少なくない。不眠は寝付きが悪い，夜中に目が覚める，早朝に起き出すなどのタイプがある。頭痛，頭重感，背痛なども少なくない。

4. 神経症症状ならびに行動上の問題

　うつ病に随伴する症状として，夜尿，強迫症状，登校拒否，学習困難，成績の低下，神経性無食欲症，過食症，非行，攻撃性から自殺に至るまで，多彩な症状が報告されてきた。Glaser（1967）およびCytrynら（1972）は，上記症状に身体症状まで含めて「仮面うつ病 masked depression」という概念を用いて説明した。また，Toolan（1962）は，退屈さと落ち着きのなさから導かれる登校拒否，学習困難，非行などをまとめて「うつ病等価症状 depressive equivalents」と呼んだ。すなわち，うつ病の代理症状という意味である。子どものうつ病では，精神症状を言語化することが困難なため，上記のような症状が主訴となる場合があることは事実であるが，現在ではこれらの症状だけでうつ病と診断することには否定的な意見がほとんどである。明らかな抑うつ症状の存在なしにうつ病と診断すべきではないと考えられている。むしろ最近では，併存障害 comorbidity の問題としてクローズアップされてきている。

Ⅳ　DSM-Ⅲの登場とDSM-Ⅳ-TRへの発展

　1980年，米国精神医学会は新しい精神科診断基準であるDSM-Ⅲ（American Psychiatric Association, 1980）を発表した。DSM-ⅢはICD-10（国際疾患分類，1992）（World Health Organization, 1992）とともに，世界の精神医学界に多大な影響を及ぼした。その特徴は，①病因や学説を排除してひたすら現象を記述的にとらえたこと，②多軸評定を採用し，臨床疾患，人格障害，一般身体疾患，心理社会的および環境的問題，機能の全体的評価という5つの側面から総合的かつ系統的な評価が行えるようになったこと，③操作的診断基準を設定したことである。その結果，同一の基準で国際的な比較研究や統計調査を行うことが可能となり，臨床的研究および生物学的研究の発展に大きく寄与したということができる。

　DSM-Ⅲに代表される操作的診断基準が用いられるようになると，気分障害，特にうつ病は抑うつ気分，精神運動抑制症状などを中心としたいくつかの症状の集まりである症候群syndromeとして診断されるようになり，その結果，大人と同じ抑うつ症状をもつ子どもの存在が注目されるようになってきた。そして，DSM-Ⅲの診断基準を用いて調査を行ってみると，これまで考えられてきたよりもかなりの高頻度で子どものうつ病が存在していることを示す報告が相次いだのである。今では，子どもから大人まで同一の診断基準を用いることが趨勢となってきたということができるだろう。

　1994年，米国精神医学会はDSM-Ⅳ（American Psychiatric Association, 1994）への改訂を行った。DSM-Ⅳでは，診断基準に子ども・青年特有の

項目が記載されるようになった。すなわち,小児や青年の場合,「抑うつ気分」はいらいらした気分であってもよく,「体重減少」は成長期に期待される体重増加がみられないことでもよいとされている。さらに,テキストには児童・青年期のうつ病性障害に関する記載が詳細に述べられるようになったのである。

ところが,双極性障害に関しては,DSM-IV-TR (American Psychiatric Association, 2000) においても,平均発症年齢が20歳と記載されているにもかかわらず,児童・青年特有の臨床像の記載はなく,成人の診断基準をそのまま使用することになっていることは既述の通りである。

V 最近の子どもの双極性障害の動向とDSM-5ドラフトの発表

ここ数年にわたり,児童期発症の双極性障害が以前考えられてきたよりもずっと多く存在することを示す研究も報告されるようになった (Blader et al., 2007 ; Moreno et al., 2007)。米国の一部の研究グループを中心に,児童期および前青年期の双極性障害に関する論文が数多く報告されている。さらに,その臨床像はこれまで認識されていた成人における古典的な躁うつ病像とは大きく異なり,子ども特有の臨床像を呈することが明らかとなり,ようやく最近になって,子ども特有の双極性障害の存在が認められるようになったのである。

そして,先に述べたように,2010年2月,DSM-5のドラフトが発表され,子どもの双極性障害は新たな局面をむかえようとしている。

文　献

American Psychiatric Association : Diagnostic and Statistical Manual of Mental Disorders, 3rd Edition (DSM-III). Washington, DC, American Psychiatric Association, 1980.

American Psychiatric Association : Diagnostic and Statistical Manual of Mental Disorders, 4th Edition (DSM-IV). Washington, DC, American Psychiatric Association, 1994.

American Psychiatric Association : Diagnostic and Statistical Manual of Mental Disorders, 4th Edition Text Revision (DSM-IV-TR). Washington, DC, American Psychiatric Association, 2000.

Blader JC & Carlson GA : Increased rates of bipolar disorder diagnoses amang U.S. child, adolescent, and adult inpatients, 1996-2004. Biological Psychiatry, 62 ; 107-114, 2007.

Campbell JD : Manic depressive psychosis in children. Report of 18 cases. Journal of Nervous & Mental Disease, 116 ; 424-439, 1952.

Cytryn L & McKnew DH : Proposed classification of Childhood Depression. American Journal of Psychiatry, 129 ; 149-155, 1972.

Glaser K : Masked Depression in Children and Adolescents. American Journal of Psychotherapy, 21 ; 565-574, 1967.

Kanner L : Child Psychiatry, 4th edition. Springfield, Illinois, Charles C Thomas, 1972. (黒丸正四郎, 牧田清志訳：カナー児童精神医学. 医学書院, 1973)

Kasanin J : The affective psychoses in children. American Journal of Psychiatry, 10 ; 897-926, 1931.

Kraepelin E : Psychiatrie; ein Lehrbuch für Studierende und Arzte (8te Aufl). IIIte Bd. IIte Teil, Johan Ambrosius Barth, Leipzig, 1913.

Leibenluft E & Rich BA : Pediatric Bipolar Disorder. Annual review of clinical psychology, 4 ; 163-187, 2008.

牧田清志：児童精神医学. 岩崎学術出版社, 1969.

南沢茂樹：少年期鬱病に就いて. 東京女子医大誌, 25 ; 79-101, 1955.

Moreno C, Laje G, Blanco C et al. : National trends in the outpatient diagnosis and treatment of bipolar disorder in youth. Archives of General Psychiatry, 64 ; 1032-1039, 2007.

大井正巳：若年者のうつ状態に関する臨床的研究 —— 年齢と病像の変遷との関連を中心に．精神神経学雑誌, 80, 431-469, 1978.

Rutter M & Hersov L (eds.) : Child and Adolescent Psychiatry, Oxford, Blackwell Science. 1976.

Shaw CR & Lucas AR : The Psychiatric Disorders of Childhood, 2nd edition. New York, Appleton-Century-Crofts, 1970.（大阪大学児童精神医学研究会訳：児童期の精神医学．医学書院, 1972）

清水將之：児童期, 青年期の躁うつ病．大熊輝雄編：躁うつ病の臨床と理論. pp.239-253, 医学書院, 1990.

品川浩三：小児精神病に関する臨床的研究．精神神経学雑誌, 61, 152-207, 1959.

髙木隆郎：前思春期における周期性精神病について．精神神経学雑誌, 61, 1194-1208, 1959.

髙木隆郎：児童期躁うつ病．懸田克躬編：現代精神医学大系 第17巻 B 児童精神医学 II. pp.39-51, 中山書店, 1980.

Toolan JM : Depression in Childhood and Adolescents. American Journal of Orthopsychiatry, 32 ; 404-415, 1962.

World Health Organization : The ICD-10 Classification of Mental and Behavioral Disorders : Clinical descriptions and diagnostic guidelines. WHO, Geneva, 1992.

第2章 子どもの双極性障害の疫学

I 成人の双極Ⅰ型障害の有病率

　米国では，1980〜1983年のEpidemiological Catchment Area（ECA）研究（Weissman et al., 1988），1990〜1992年のNational Comorbidity Survey（NCS）研究（Kessler et al., 1994），2000〜2001年のNational Comorbidity Survey Replication（NCS-R）研究（Kessler et al., 2005a ; Kessler et al., 2005b）などの大規模な疫学研究が実施され，双極性障害の有病率が明らかにされている。双極Ⅰ型障害の生涯有病率は，米国ECA研究では生涯有病率で1.3%（診断見直し後0.8%），NCS研究では1.6%である。さらにNCS-R研究では双極Ⅰ型，Ⅱ型障害を合わせた生涯有病率は3.9%となっている。表2-1は，川上（2008）が各国の地域住民における双極性障害の12カ月有病率

表2-1 地域住民における双極性障害の12カ月有病率および生涯有病率 (川上, 2008)

診断基準	報告（年）	地域	12カ月有病率(%)	生涯有病率(%)
DSM-III	Weissman et al. (1988)	米国（ECA）		1.3
	Bourdon et al. (1992)	米国（ECA）	0.6	0.8
	Bland et al. (1988)	カナダ	0.2	0.6
	Canino et al. (1987)	プエルトリコ		0.5
	Wittchen et al. (1992)	ドイツ		0.24
	Oakley-Brown (1989)	ニュージーランド	0.2	0.7
	Hwu et al. (1989)	台湾	0.3〜1.2	0.6〜1.6
	Chen et al. (1993)	香港		0.15
	Lee et al. (1987)	韓国		0.42
DSM-III-R	Kessler et al. (1994)	米国（NCS）	1.3	1.6
	Offord et al. (1996)	カナダ	0.6	
	Faravelli et al. (1990)	イタリア	1.5	
	Biji et al. (1998)	オランダ	1.1	1.8
	Pakriev et al. (1998)	ウドムルト共和国,ロシア	0.2	
	Szadoczky et al. (1998)	ハンガリー	0.9	1.5
	Kitamura (1999)	日本	0	0.9
	Kawakami (2004)	日本	0	0.1
DSM-IV	Kessler et al. (2005)	米国（NCS-R）	2.6	3.9
	Kawakami (2005)	日本	0.1	0.7
	Gureje et al. (2006)	ナイジェリア	0	0

と生涯有病率の報告をまとめたものである。また，DSM-IV-TR（American Psychiatric Association, 2000）では双極Ⅰ型障害の生涯有病率は0.4〜1.6%となっている。

双極Ⅰ型障害の有病率は，1980〜1983年に実施されたECA研究と1992年のNCS研究では，12カ月有病率で0.6%から1.3%，生涯有病率で0.8%から1.6%へと約2倍に増加している。

Ⅱ 成人の双極Ⅱ型障害の有病率

最近の疫学調査における双極Ⅱ型障害の頻度は，1%未満の報告から5%を超えるものまでさまざまである。米国ECA研究では，躁病エピソードおよび軽躁病エピソードの生涯有病率はそれぞれ0.8%および0.5%であった。このデータからDSM-IV診断をつけ直すことを試みた研究では，双極Ⅱ型障害の生涯有病率は1.7%になったという。スイスのZurich Study（Angst et al., 2003）では，双極Ⅰ型障害の生涯有病率は0.55%に対し，双極Ⅱ型障害の生涯有病率はDSM-IV診断で1.1%であった。また，DSM-IV-TRでは双極Ⅱ型障害の生涯有病率は約0.5%となっている。双極Ⅱ型障害の定義についてはなお議論のあるところであり，定義の解釈によってその有病率は変動する可能性がある。

Ⅲ 男女比，平均発症年齢

うつ病性障害（大うつ病性障害，気分変調性障害など）とは異なり，双極性障害の有病率には明らかな男女差は認められていない。双極性障害の平均発症年齢は，調査によって異なるが，17～29歳の範囲に分布している。DSM-IV-TRでは，男性でも女性でも平均発症年齢は20歳と記載されている。また，大うつ病性障害にみられるような最近の出生コホートにおける罹患率の増加は，双極性障害においては認められていない。

Ⅳ 児童・青年期の双極性障害の疫学

児童・青年期の双極性障害の有病率を明らかにしたデータはきわめて少ないのが現状である。Lewinsohnら（1995）は，14歳～18歳（平均16.6歳）の高校生1,709人を対象として調査を行った。その結果，約1%が双極性障害と診断され，多くは双極Ⅱ型障害あるいは気分循環性障害であったという。また，彼らはエピソード的な高揚気分または易刺激性 irritability を伴うが双極性障害の診断基準を示さないものを閾値下双極性障害（Subsyndromal Bipolar Disorder : SUB）として定義しており，5.7%に認められたという。この1%という値は成人の双極性障害の有病率とほぼ同じと考えられる。ところが，この研究では，最近話題となっている子どもの双極性障害における超急速交代型や日内交代型は認められなかったという。

Costelloら（1996）は，9歳〜13歳までの児童4,500人を対象とした調査では（3カ月有病率），双極Ⅰ型障害の児童は0.0％であり，双極Ⅱ型障害に該当した児童は0.1％であったという。Kesslerら（1998）の調査では1,769人の青年期（15〜24歳）の双極Ⅰ型障害の生涯有病率は0.5％であったという。

　以上をまとめると，いくつかの大規模な疫学調査の結果では，双極性障害（双極Ⅰ型障害，双極Ⅱ型障害，気分循環性障害）の診断基準を満たす児童期の症例はきわめて少ないということができる。青年期に至って診断基準を満たす症例が出現し，0.5〜1％と成人の有病率に近くなっていくと考えられる。超急速交代型や日内交代型を示す子どもの双極性障害の有病率は明らかになっていないのが現状である。

Ⅴ　近年，子どもの双極性障害は増加しているのか

　Bladerら（2007）は，1996年〜2004年までの米国の国立病院の入院患者における精神科主診断を調査した。その結果，双極性障害という診断がついた患者は直線的に増加していた。特に児童期においては1996年の割合が一般人口1万人あたり1.4人であるのに対し，2004年では7.3人に増加していた。青年期では1996年が1万人あたり5.1人に対し，2004年では20.4人に増加していた。一方，成人期では1万人あたり10.4人が16.2人と増加していた。このように児童期における増加率が最も顕著であった。

Moreno ら（2007）は，1994～1995 年と 2002～2003 年における米国の国立病院の外来患者の精神科主診断を調査した。その結果，一般人口 10 万人に対して児童・青年期（19 歳以下）の双極性障害患者は 1994～1995 年の 25 人から，2002～2003 年では 1,003 人に増加していた。すなわち，8 年間で約 40 倍に増えたことになる。一方，成人期（20 歳以上）では 10 万人あたり 905 人から 1,679 人に増加していた。また，1999～2003 年の調査においては，児童・青年期では男性が多く（66.5％），成人期では女性が多かった（67.6％）。また，児童・青年期の患者は ADHD の併存が成人期の患者より有意に多く（32.2％対 3.0％），どちらもほとんどが薬物療法を受けていた（児童・青年 90.6％対成人 86.4％）。この調査においても，児童・青年期における双極性障害の増加率が顕著であった。
　このように，病院への外来受診あるいは入院レベルにおける双極性障害の患者数が増加しているという事実は存在するが，一般人口における正式な疫学調査による児童・青年期の双極性障害が増加しているというエビデンスはないのが現状である。

VI　子ども特有の双極性障害の有病率

　以上のように，一般人口における疫学調査では子どもの双極性障害が増加しているという報告がないにもかかわらず，先に述べた子ども特有の双極性障害（①うつ症状と躁症状の急速な交代，②うつ症状と躁症状が混在

する多彩な病態，③ADHDなどの他の精神障害を併存しやすい）の報告が急激に増加しているのはなぜなのだろうか。

　まず，誰が臨床評価をするかという問題がある。一般人口における大規模な疫学調査の場合，一定期間の精神科面接訓練を受けた評価者が調査を行うことが多いが，Gellerら（1998）の研究では，高い診断技術をもった子どもの双極性障害のエキスパートが評価している。

　次に，子どもの双極性障害の診断基準の問題が大きい。先に述べたように，Gellerら（1998）は，独自にPEA-BP（Prepubertal and Early Adolescent Bipolar Disorder Phenotype）という概念を提唱し，DSM-IV-TRとは異なる新しい診断のための構造化面接（WASH-U-KSADS）を作成して診断を行っている。また，Biedermanら（1996）も，子どもの双極性障害における易刺激性の重要性を強調した独自の評価を行っているのである。

　このような診断技術を取り入れた一般人口における大規模な疫学調査を行うことはきわめて困難と言わざるを得ない。むしろ，研究者独自の診断基準が不用意に使用されることによって，子どもの双極性障害の過剰診断につながっている可能性は否定できない。

Ⅶ わが国における
小・中学生に対する構造化面接を用いた疫学調査

　われわれは2007年，精神疾患簡易構造化面接法の小児・青年用 MINI-KID を用いて，一般の小・中学生738人に対して精神科医が直接面接を行い，気分障害の有病率に関する疫学調査を行った（傳田，2008a；傳田，2008b）。

1. 対象と方法

　本研究の目的と方法およびプライバシー保護に関する説明を，千歳市の教育長，教育委員会，各学校長に行い，調査への協力を依頼したところ，千歳市内の小学校8校と中学校2校から調査への同意が得られた。これらの小・中学校10校へ調査票と説明文書を送り，児童・生徒への配付を依頼した。その結果，本調査への協力に同意した児童・生徒738人（男子382人，女子356人：小学4年生187人，小学5年生143人，小学6年生286人，中学1年生122人）を今回の研究の対象とした。

　実際の調査の方法は，内科健診の日に1校につき5〜6人の精神科医が小・中学校へ直接出向き，内科健診と並行して面接を行った。内科健診の際に，別室において内科健診が終了した子どもたちを5〜6人の精神科医が面接するという方法を用いた。その際，MINI-KID において少しでも症状を示した子どもに対しては十分な時間をかけた面接が行われた。面接は平均10年以上の経験を有する精神科医によって行われた。面接項目は MINI-

KIDの大うつ病性障害，気分変調性障害，双極性障害に該当する部分を用いた。本調査では大坪らの許可を得て，MINI-KID 2005日本語版を使用した。

2. 結果
1）小・中学生の気分障害の有病率

MINI-KIDが陽性であり，精神科医の診察によっても何らかの気分障害に該当すると診断されたものは，全対象738人のうち31人（4.2%）であり，大うつ病性障害と診断可能であったものは11人（1.5%），小うつ病性障害は10人（1.4%），気分変調性障害は2人（0.3%），双極性障害は8人（1.1%）であった（表2-2）。これが小学4年生から中学1年生の児童・生徒における気分障害の有病率と考えられる。ただし，本研究は本人のみの面接であり，家族や教師の情報は一切得ていないため，診断の信頼性には一定の限界があると考えられる。

小・中学校別にみると，小学生では大うつ病性障害は1.0%，小うつ病性障害1.0%，気分変調性障害0.2%，双極性障害0.8%であり，中学生では大うつ病性障害4.1%，小うつ病性障害3.3%，気分変調性障害0.8%，双極性障害2.5%であった（図2-1）。大うつ病性障害においては，小学生と中学性別のオッズ比 $OR=4.33$，$P=0.023$ であり，中学生になると大うつ病性障害になる危険率が有意に増すということができる。

表2-2　気分障害の有病率

	全対象 （738）	小学4年生 （187）	小学5年生 （143）	小学6年生 （286）	中学1年生 （122）
大うつ病性障害	1.5% （男子4例, 女子7例）	0.5% （男子1例）	0.7% （女子1例）	1.4% （男子1例, 女子3例）	4.1% （男子2例, 女子3例）
小うつ病性障害	1.4% （男子2例, 女子8例）	0.5% （女子1例）	0.7% （女子1例）	1.4% （女子4例）	3.3% （男子2例, 女子2例）
気分変調性障害	0.3% （男子2例）	0	0	0.3% （男子1例）	0.8% （男子1例）
双極性障害	1.1% （男子2例, 女子6例）	0.5% （女子1例）	0.7% （男子1例）	1.0% （男子1例, 女子2例）	2.5% （女子3例）

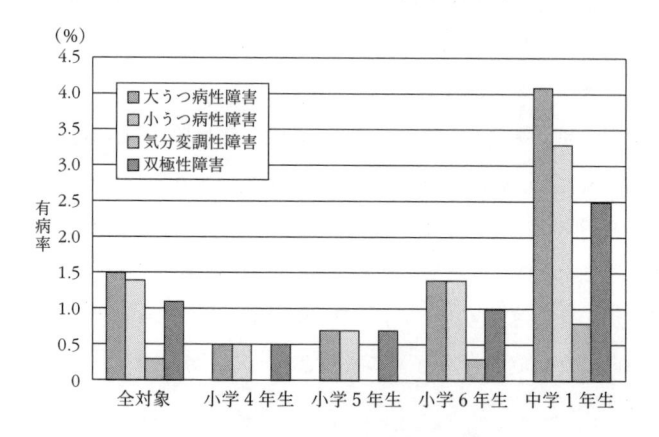

図2-1　気分障害の有病率

3. 考察

1）小・中学生の大うつ病性障害の有病率について

児童・青年期の大うつ病性障害の有病率は，最近のメタ解析によると，児童では2.8％，青年期においては5.9％と見積もられている（Costello et al., 2006）。今回の調査結果では，小学生の大うつ病性障害は1.0％，中学生では4.1％という値となった。中学1年生の大うつ病性障害4.1％という値は，成人の大うつ病性障害の有病率とほぼ同じと考えられる。

MINI-KIDの大うつ病性障害の診断の信頼性は高いと考えられた。子どもの回答に沿った診断の多くは，精神科医の診断と一致していた。通常の精神科面接に加えて，構造化面接を行う意義は十分にあると考えられた。

小うつ病性障害，気分変調性障害などの軽症うつ病の有病率は欧米においても報告は少なく，一定の見解には至っていないのが現状である。

2）双極性障害の診断について

今回の調査結果では，全対象における双極性障害の有病率は1.1％，その内訳は小学生0.8％，中学生2.5％という結果であった。双極性障害はいずれも双極II型障害と診断された。また，調査時に躁病・軽躁病エピソードを呈したものは1名もいなかった。したがって，躁病・軽躁病エピソードの判定は本人の陳述のみによっており，かつ過去のエピソードを対象としたものであるため，その信頼性には大きな限界があると考えられる。しかし，この結果は，対象の平均年齢は異なるが，上述のLewinsohnら（1995）の1％（閾値下双極性障害は5.7％）という値と大きく離れた値ではないことは事実である。

今回の調査で明らかになったことは双極性障害の偽陽性が多かったことである。すなわち，本人は現在の自らの状態を躁病エピソードであると述べるが，診察してみると全く躁病の診断はつかない事例が多かったのである。健康な子どもでも MINI-KID の躁病エピソードの質問を肯定してしまう子どもが存在したのである。その中の一部は，家族や教師からの情報がないために断定的なことをいうことはできないが，高機能広汎性発達障害や ADHD を疑わせる事例が多かった。これは双極性障害の症状と広汎性発達障害や ADHD の症状において，多動，多弁，イライラ感，衝動性，注意散漫などの重なる部分が多いことが最も大きな理由と考えられた。

　本調査で最終的に双極性障害と診断された子どもが本当に子どもの双極性障害なのかどうかは明らかにはできなかった。なぜなら，正確な診断のためには，詳細な発達歴を聴取し，時間をかけて行動を観察し，家族や教師からの情報収集を十分に行い，各種検査も施行して，総合的な診察を行わなければならないからである。

　しかし，この調査から，本人自身は躁・軽躁症状を訴え，同じような苦痛や困難を抱えている子どもが一定の割合で存在したという事実が明らかになった。また，上述のように，本人が躁・軽躁症状を訴える子どもの中に高機能広汎性発達障害や ADHD を疑わせる事例が多かったのも事実であった。一般の小・中学生の中に，一定の割合で双極性障害のリスクのある子どもが存在しているということを実感した調査であった。

文　献

American Psychiatric Association : Diagnostic and Statistical Manual of Mental Disorders, 4th Edition Text Revision (DSM-IV-TR). Washington, DC, American Psychiatric Association, 2000.

Angst J, Gamma A, Benazzi F et al. : Toward a redefinition of subthreshold bipolarity: epidemiology and proposed criteria for bipolar-II, minor bipolar disorders and hypomania. Journal of Affective Disorders, 73, 133-146, 2003.

Biederman J, Faraone S, Mick E et al. : Attention-deficit hyperactivity disorder and juvenile mania: an overlooked comorbidity? Journal of American Academy of Child and Adolescent Psychiatry, 35, 997-1008, 1996.

Blader JC & Carlson GA : Increased rates of bipolar disorder diagnoses amang U.S. child, adolescent, and adult inpatients, 1996-2004. Biological Psychiatry, 62, 107-114, 2007.

Costello EJ, Angold A, Burns BJ et al. : The Great Smoky Mountains Study of Youth. Goals, design, methods, and the prevalence of DSM-III-R disorders. Archives of General Psychiatry, 53, 1129-1136, 1996.

Costello EJ, Erkanli A, Angold A : Is there an epidemic of child or adolescent depression? Journal of Child Psychology and Psychiatry, 47, 1263-1271, 2006.

傳田健三：児童・青年期の気分障害の臨床的特徴と最近の動向．児童青年精神医学とその近接領域，49；89-100, 2008a.

傳田健三：小児期の双極性障害．大森哲郎編：双極性障害（精神科臨床リュミエール，No.6），pp.28-37, 中山書店，2008b.

Geller B, Warner K, Williams M et al. : Prepubertal and young adolescent bipolarity versus ADHD: assessment and validity using the WASH-U-KSADS, CBCL and TRF. Journal of Affective Disorder, 51；93-100, 1998.

川上憲人：疫学．上島国利，樋口輝彦，野村総一郎他編：気分障害．pp.22-36, 医学書院，2008.

Kessler RC, McGonagle KA, Zhao S et al. : Lifetime and 12-month prevalence of DSM-III-R psychiatric disorders in the United States. Results from the National Comorbidity Survey. Archives of General Psychiatry, 51；8-19, 1994.

Kessler RC & Walters EE : Epidemiology of DSM-III-R major depression and minor depression among adolescents and young adults in the National Comorbidity Survey. Depression and Anxiety, 7 ; 3-14, 1998.

Kessler RC Berglund PA, Demler O et al. : Lifetime prevalence and age-of-onset distributions of DSM-IV disorders in the National Comorbidity Survey Replication (NCS-R). Archives of General Psychiatry, 62 ; 593-602, 2005a.

Kessler RC, Chiu WT, Demler O et al. : Prevalence, severity, and comorbidity of 12-months DSM-IV disorders in the National Comorbidity Survey Replication. Archives of General Psychiatry, 62 ; 617-627, 2005b.

Lewinsohn PM, Klein DN & Seeley JR : Bipolar disorders in a community sample of older adolescents: Prevalence, phenomenology, comorbidity, and course. Journal of the American Academy of Child and Adolescent Psychiatry, 34 ; 454-463, 1995.

Moreno C, Laje G, Blanco C et al. : National trends in the outpatient diagnosis and treatment of bipolar disorder in youth. Archives of General Psychiatry, 64 ; 1032-1039, 2007.

Weissman MM, Leaf PJ, Tischler GL et al. : Affective disorders in five United States communities. Psychological Medicine, 18 ; 141-153, 1988.

第3章 成人の双極性障害の診断基準

I　双極性障害にはどのような気分状態があるか

　「双極性障害」といっても，実際にはさまざまな気分状態からなる症候群なのである。DSM-IV-TR（American Psychiatric Association, 2000）によると双極性障害に関連する精神疾患は，「双極I型障害」「双極II型障害」「気分循環性障害」「特定不能の双極性障害」の4つがある。さまざまな気分状態が双極性障害という症候群を構成しているのである。すなわち，双極性障害とは単一の疾患というより，連続体をなすさまざまな気分の障害から構成される症候群を指すものと考えられる。

　双極性障害は，その本態をなす臨床像は気分の障害であることを念頭に置く必要がある。双極性障害をもつ児童・青年は行動上の問題を伴うこと

表3-1 双極性障害における気分状態

気分エピソードの分類	主観的な気分状態	気分エピソード	重症度	エピソードの最短持続期間
躁病スペクトラム	高揚気分開放的易刺激的（易怒的）	躁病エピソード 軽躁病エピソード 特定不能の躁病エピソード	中等症〜重症 軽症〜中等症 軽症〜重症	≧1週間 ≧4日間 <4日間
うつ病スペクトラム	うつ気分易刺激的（易怒的）	大うつ病エピソード 気分変調症エピソード 特定不能のうつ病エピソード	中等症〜重症 軽症〜中等症 軽症〜重症	≧2週間 ≧1年間 さまざま
混合性スペクトラム	うつ気分高揚気分開放的易刺激的（易怒的）	混合性エピソード 特定不能の混合性エピソード	中等症〜重症 中等症〜重症	中等症〜重症 <1週間
正常気分	さまざま	—	—	—

（Findling et al., 2008 を一部改変引用）

が少なくないが，決して行動障害が病態の本質ではないのである。表面的には行動上の問題が大きい場合でも，その背景に双極性障害を特徴づける気分エピソードが存在するかどうかを注意深く評価することが重要である。

次に，双極性障害は周期性のある気分の障害であるということも忘れてはならない。双極性障害をもつ児童・青年の気分状態は経過中にさまざまに変化するのである。これは，評価期間の変化だけでなく，発達的な経過および縦断的な経過においても注意深く把握する必要がある（Findling et al. 2003）。双極性障害を特徴づけるさまざまな気分状態を表3-1にまとめた。

双極性障害の経過中には，躁病や大うつ病だけでなく，いくつかの質的に異なる気分状態が認められる。気分エピソードとしては，「躁病スペクトラム」「うつ病スペクトラム」「混合性スペクトラム」「正常気分」のいずれかが当てはまる。さらに，躁病スペクトラムとして，「躁病エピソード」「軽躁病エピソード」「特定不能の躁病エピソード」があり，うつ病スペクトラムとしては，「大うつ病エピソード」「気分変調症エピソード」「特定不能のうつ病エピソード」があり，混合性スペクトラムとして，「混合性エピソード」「特定不能の混合性エピソード」がある。また，エピソード中あるいは各エピソードの間に「正常気分」が混在する。正常気分と言っても，気分の波がまったくないわけではなく，正常範囲内の喜怒哀楽，悲しみ，不安，イライラ感，情緒の不安定さが認められることもある。それぞれのエピソードについて解説してみたい。

I. 躁病エピソード

　躁病エピソードの診断基準を表3-2に示した。躁病エピソードを特徴づける症状としては，「高揚した（elevated）」，「開放的な（expansive）」，または「易刺激的・易怒的（irritable）」な気分が1週間以上続くことである（入院治療が必要な場合はそれ以下でもよい）。そして，その間に，①自尊心の肥大または誇大，②睡眠欲求の減少，③多弁または喋り続けようとする心迫，④観念奔逸，⑤注意散漫（注意の転導性），⑥目標志向性の活動増加，⑦まずい結果になる可能性の高い快楽的活動への熱中，の7項目のうち3項目（単に易刺激的・易怒的な場合は4項目）以上の症状があることである。

表3-2 躁病エピソード (DSM-IV-TR)

A. 気分が異常かつ持続的に高揚し,開放的でまたはいらだたしい,いつもとは異なった期間が,少なくとも1週間持続する(入院治療が必要な場合はいかなる期間でもよい)。

B. 気分障害の期間中,以下の症状のうち3つ(またはそれ以上)が持続しており(気分が単にいらだたしい場合は4つ),はっきりと認められる程度に存在している。

(1) 自尊心の肥大,または誇大

(2) 睡眠欲求の減少(例:3時間眠っただけでよく休めたと感じる)

(3) 普段よりも多弁であるか,喋り続けようとする心迫

(4) 観念奔逸,またはいくつもの考えが競い合っているという主観的な体験

(5) 注意散漫(すなわち,注意があまりにも容易に,重要でないかまたは関係のない外的刺激によって他に転じる)

(6) 目標志向性の活動(社会的,職場または学校内,性的のいずれか)の増加,または精神運動性の焦燥

(7) まずい結果になる可能性が高い快楽的活動に熱中すること(例:抑制のきかない買いあさり,性的無分別,またはばかげた商売への投資などに専念すること)

C. 症状は混合性エピソードの基準を満たさない。

D. 気分の障害は,職業的機能や日常の社会活動または他者との人間関係に著しい障害を起こすほど,または自己または他者を傷つけるのを防ぐため入院が必要であるほど重篤であるか,または精神病性の特徴が存在する。

E. 症状は,物質(例:薬物乱用,投薬,あるいは他の治療)の直接的な生理学的作用,または一般身体疾患(例:甲状腺機能亢進症)によるものではない。

注:身体的な抗うつ治療(例:投薬,電気けいれん療法,光療法)によって明らかに引き起こされた躁病様のエピソードは,双極I型障害の診断にするべきではない。

軽躁病エピソードの診断基準を表3-3に示した。躁病エピソードと軽躁病エピソードを区別するのは症状の重症度と持続期間である。躁病は重症の躁病エピソードが7日間以上続く必要があるが，軽躁病は軽躁病エピソードが少なくとも4日間持続すればよいのである。特定不能の躁病エピソードは，躁病エピソードや軽躁病エピソードよりも持続時間が短い，あるいはさまざまな重症度のエピソードが混在する場合である。子どもの双極性障害は，この特定不能の躁病エピソードに該当する場合がもっとも多いのである。近年報告されている子どもの双極性障害は，うつ症状と躁症状の急速な交代，およびうつ症状と躁症状が混在する多彩な病態によって特徴づけられるが，これらの特徴的な臨床像は，DSM-IV-TRやICD-10（World Health Organization, 1992）にはほとんど記載されていないのが現状である。

　子どもの双極性障害の場合，多動，逸脱行動，反社会的行動などのさまざまな問題行動を伴うことが少なくない。しかし，多動，逸脱行動，反社会的行動などの問題行動すべてが躁病の症状とは限らない。躁病エピソードの主症状である高揚気分，開放的，あるいは易刺激的（易怒的）な気分を認め，他の躁病エピソードの症状が顕在化した時期に一致して行動上の問題が出現し，あるいは増悪している場合に，躁病エピソードの症状と判断することができる。さらに，これらの行動が，その子どもが本来備えている機能水準と比較して明らかに逸脱して隔たりがあり，かつ，子ども本来の発達水準から見ても明らかに不相応と思われる場合に双極性障害の症状とみなされるのである。

表 3-3 軽躁病エピソード (DSM-IV-TR)

A. 持続的に高揚した，開放的な，またはいらだたしい気分が，少なくとも 4 日間続くはっきりとした期間があり，それは抑うつのない通常の気分とは明らかに異なっている。

B. 気分障害の期間中，以下の症状のうち 3 つ（またはそれ以上）が持続しており（気分が単にいらだたしい場合は 4 つ），はっきりと認められる程度に存在している。

 (1) 自尊心の肥大，または誇大

 (2) 睡眠欲求の減少（例：3 時間眠っただけでよく休めたと感じる）

 (3) 普段よりも多弁であるか，喋り続けようとする心迫

 (4) 観念奔逸，またはいくつもの考えが競い合っているという主観的な体験

 (5) 注意散漫（すなわち，注意があまりにも容易に，重要でないかまたは関係のない外的刺激によって他に転じる）

 (6) 目標志向性の活動（社会的，職場または学校内，性的のいずれか）の増加，または精神運動性の焦燥

 (7) まずい結果になる可能性が高い快楽的活動に熱中すること（例：抑制のきかない買いあさり，性的無分別，またはばかげた商売への投資などに専念する人）

C. エピソードには，その人が症状のない時の特徴とは異なる明確な機能変化が随伴する。

D. 気分の障害や機能の変化は，他者から観察可能である。

E. エピソードは，社会的または職業的機能に著しい障害を起こすほど，または入院を必要とするほど重篤ではなく，精神病性の特徴は存在しない。

F. 症状は，物質（例：薬物乱用，投薬，あるいは他の治療）の直接的な生理学的作用，または一般身体疾患（例：甲状腺機能亢進症）によるものではない。

注：身体的な抗うつ治療（例：投薬，電気けいれん療法，光療法）によって明らかに引き起こされた軽躁病様のエピソードは，双極 II 型障害の診断にするべきではない。

2. うつ病エピソード

　うつ病に関連した気分状態としては，大うつ病エピソード，気分変調症エピソード，および特定不能のうつ病エピソードがある。

　DSM-IV-TR によれば，大うつ病エピソードの中心をなす症状は基本的には児童や青年でも同じだが，児童期には身体的愁訴，易刺激性（易怒性），そして社会的引きこもりなどの症状が多い。一方，精神運動制止，過眠，妄想は青年期に向かうにつれ多くなる。また，児童・青年期の大うつ病エピソードは単独で起こるより，他の精神疾患と併存して生じることが多い。児童期・前思春期では破壊的行動障害，ADHD，不安障害と，青年期では破壊的行動障害，ADHD，不安障害，物質関連障害，摂食障害などと関連することが多いという。

　気分変調症エピソードは慢性に経過し，児童・青年では1年以上にわたりうつ気分が持続する。特定不能のうつ病エピソードは，大うつ病エピソードおよび気分変調症エピソードのいずれの診断基準にも，症状の重症度および症状の持続期間において該当しないうつ病エピソードのことである。

3. 混合性エピソード

　混合性エピソードの診断基準を表3-4に示した。DSM-IV-TR によれば，混合性エピソードはほとんど毎日躁病エピソードと大うつ病エピソードの両方の基準を満たす一定の期間（少なくとも1週間持続）によって特徴づけられる。その期間，躁病エピソードや大うつ病エピソードの症状を伴って，急速に交代する気分（悲哀，易刺激性，多幸感）を経験する。症状に

表3-4　混合性エピソード（DSM-IV-TR）

A. 少なくとも1週間の間ほとんど毎日，躁病エピソードの基準と大うつ病エピソードの基準を（期間を除いて）ともに満たす。
B. 気分の障害は，職業的機能や日常の社会活動，または他者との人間関係に著しい障害を起こすほど，あるいは自己または他者を傷つけるのを防ぐため入院が必要であるほど重篤であるか，または精神病性の特徴が存在する。
C. 症状は，物質（例：薬物乱用，投薬，あるいは他の治療）の直接的な生理学的作用，または一般身体疾患（例：甲状腺機能亢進症）によるものではない。

注：身体的な抗うつ治療（例：投薬，電気けいれん療法，光療法）によって明らかに引き起こされた躁病様のエピソードは，双極Ⅰ型障害の診断にするべきではない。

はしばしば，焦燥，不眠，食欲の不調，精神病性の特徴，自殺念慮が含まれる。児童・青年期の双極性障害においては，うつ病の症状と躁病／軽躁病の症状の両方が同時に，混合して出現することが多い。しかし，多くの児童・青年では，躁病エピソードの間，大うつ病性障害の診断基準をすべて満たさないため，「混合性エピソード」の診断基準を満たさないことが多いという（Findling et al. 2003）。

2010年2月に公開されたDSM-5ドラフトでは，混合性エピソードがなくなり，躁病エピソードあるいはうつ病エピソードに，それぞれ「混合型の特定用語（Mixed Features Specifier）」がつけられるということになった。

4. 子どもの気分状態を知る

　双極性障害の疑いがある子どもの診断においては，現在子どもが示している気分状態が何に該当するのか，どのように現れてきたのか，どのような症状が中心で，どのように変化していくのかなどを知っておく必要がある。例えば，子どもの双極性障害の症状としてしばしば取り上げられる，「易刺激性（易怒性）」や「急速な気分変動」について考えてみたい。これらの症状は，躁病エピソードにおいても，うつ病エピソードにおいても，混合性エピソードにおいても出現し得るのである。したがって，現在の基底となる気分の状態は何かを，まずきちんと把握する必要がある。その上で，それがどのような状態をへて出現したのか，そしてどのような状態へ移行していくのかという全体像を理解しなければならない。そうすることで初めて，現在の基底となる気分の状態は何であり，現在現れている症状はどのような性質のもので，診断は何かが見えてくるのである。

II　双極性障害の診断

　子どもの双極性障害を正確に診断することは難しい。しかし，気分障害の臨床において診断はきわめて重要である。なぜなら，正確な診断を行うことは，適切な治療につながり，早期からの治療は子どもの予後に大きな影響を与えるからである。まず，基本的な双極性障害の診断基準を述べる。子どもの双極性障害の診断については第5章で詳述したい。

双極Ⅰ型障害：

双極Ⅱ型障害：

気分循環性障害：

急速交代型：

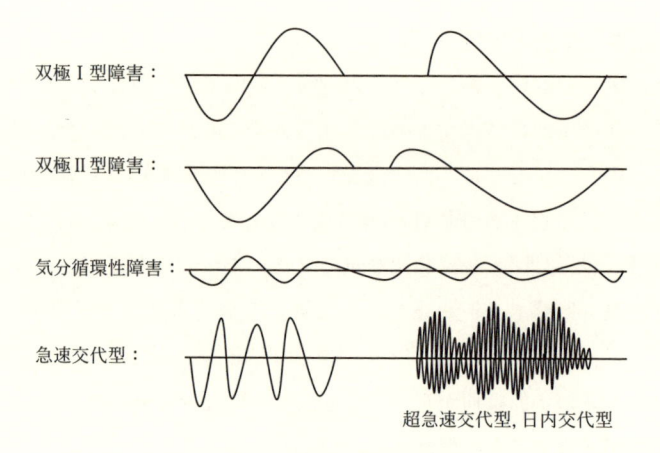

超急速交代型,日内交代型

図 3-1　双極性障害の類型

　双極性障害には，双極Ⅰ型障害，双極Ⅱ型障害，気分循環性障害，特定不能の双極性障害がある。その経過図を図3-1に示した。躁病エピソードか混合性エピソードがあれば双極Ⅰ型障害と診断し，そのどちらもなくて，軽躁病エピソードと大うつ病エピソードがあれば双極Ⅱ型障害，それもなくて，軽躁病症状（軽躁病エピソードはあってもなくてもよい）と抑うつ症状（大うつ病エピソードの基準は満たさない）が1年以上続いていれば気分循環性障害である。双極性障害の特徴をもつが，以上のいずれの診断基準も満たさないものは特定不能の双極性障害となる。子ども特有の双極性障害（急速交代型で，躁・うつ混合状態を示すタイプ）は，この特定不能の双極性障害に含まれるのである。

1. 双極Ⅰ型障害

　DSM-IV-TR によれば，双極Ⅰ型障害の基本的特徴は，1つ以上の躁病エピソードまたは混合性エピソードが起こることで特徴づけられる臨床経過である。大うつ病エピソードの存在は必須ではないが，ほとんどの人は1つ以上の大うつ病エピソードをもつ。典型的には躁病エピソードは突然発症し，2～3週間から数ヵ月続いて急速に止む経過をたどり，大うつ病エピソードより持続期間は短い。子どもの双極性障害では双極Ⅰ型障害の診断基準を満たす症例は稀である。

　1年間に4回以上の気分エピソード（躁病エピソード，混合性エピソード，軽躁病エピソード，大うつ病エピソードのいずれでもよい）があれば，「急速交代型 rapid cycling」と呼ぶ。女性，あるいは抗うつ薬の使用歴の多い患者に多く，予後不良の徴候とされる。

2. 双極Ⅱ型障害

　DSM-IV-TR によれば，双極Ⅱ型障害の基本的特徴は，少なくとも1回の軽躁病エピソードを伴う，1回またはそれ以上の大うつ病エピソードの発症によって特徴づけられる臨床経過である。双極Ⅱ型障害における軽躁病エピソードの60～70％は大うつ病エピソードの直前または直後に起こる。エピソードの間欠期はその人の年齢が進むにしたがい短くなる傾向にある。子どもの双極性障害では双極Ⅱ型障害の診断基準を満たす症例も多くはない。

　双極Ⅱ型障害の5～15％で「急速交代型 rapid cycling」を示す。また，

発症から5年の間に、双極II型障害をもつ人の5〜15%が躁病エピソードを発現するようになり、診断が双極I型障害に変更になる。

3. 気分循環性障害

DSM-IV-TR によれば、気分循環性障害の基本的特徴は、多数の軽躁病症状の期間と多数の抑うつ症状の期間をもつ、慢性で変動する気分の障害である。軽躁病症状は躁病エピソードの基準を満たすには不十分な症状数、重症度、広がり、持続期間であり、抑うつ症状も大うつ病エピソードの基準を満たすには不十分な症状数、重症度、広がり、持続期間のものである。この状態が児童・青年期では1年以上（成人期では2年以上）続くのである。

気分循環性障害は通常潜行性に発症し、慢性の経過をとり、病院を受診しない人も少なくない。しかし、後に双極I型または双極II型障害に進展する可能性は15〜50%であるとされている。

文献

American Psychiatric Association : Diagnostic and Statistical Manual of Mental Disorders, 4th Edition Text Revision (DSM-IV-TR). Washington, DC, American Psychiatric Association, 2000.

Findling R, Kowatch R, Post R : Pediatric Bipolar Disorder: A Handbook for Clinicians. London, Martin Dunitz, 2003.（十一元三、岡田俊監訳：児童青年期の双極性障害 ── 臨床ハンドブック. 東京書籍, 2008）

World Health Organization : The ICD-10 Classification of Mental and Behavioral Disorders: Clinical descriptions and diagnostic guidelines. WHO, Geneva, 1992.

第4章　子どもの双極性障害の臨床的特徴

I　子ども特有の双極性障害の臨床的特徴

　これまで子どもの双極性障害についてさまざまな議論がなされてきたが，それらをまとめると以下のように集約できると思われる。①子どもの双極性障害は成人の臨床像とは異なる表現型をもつのか，②成人の典型的な双極性障害と同じ病像を呈する子どもは存在するのか，③急速交代する周期および重度の慢性的に持続する易刺激性は子どもの双極性障害の特徴なのか，④双極性障害の症状と併存するADHDなどの症状を明確に区別することができるのか，⑤児童期と青年期の双極性障害は異なる病態なのか，の5点である。

　はたして，子ども特有の双極性障害の診断基準を作ることは可能なのだ

ろうか。子どもの統合失調症が成人の典型的な病像を示さないからといって、子ども特有の統合失調症の診断基準を作ることはきわめて困難である。双極性障害においても同じ困難さが存在するのである。以下に、上記5点について一つひとつ解説してみたい。

1. 子どもの双極性障害は成人の臨床像とは異なる表現型をもつのか

これまでの子どもの双極性障害研究は、まさにこの解答を得るために行われてきたと言っても過言ではない。先に述べたように、これまで報告されてきた児童・青年期の双極性障害の多くは、DSM-IV-TR（American Psychiatric Association, 2000）における双極I・II型障害の診断基準を満たさず、多くの場合特定不能の双極性障害（Bipolar Disorder not Otherwise Specified : BP-NOS）という診断名になってしまうのである（Findling et al., 2003 ; Leibenluft et al., 2008）。表4-1にはさまざまな研究者の双極性障害の診断基準を記載した（鈴木、2009）。研究者によっては独自の診断基準を用いていることが分かる。

Biedermanら（1996）はDSM-III-Rの躁病エピソードにおける基準Aを緩和して診断基準を作成した。気分症状が易刺激性だけでも可とし、易刺激性が慢性に経過する症例に対しても双極性障害と診断できる基準を作成している。Dilsaverら（2003）は、DSM-IVの躁病エピソードの基準を緩和して、Biedermanらと同様に気分症状が易刺激性だけでも可と規定している。しかし、高揚気分や誇大性を有していた群がより双極性障害の家族歴を有していたと報告し、高揚気分や誇大性の重要性を指摘している。

表4-1 研究者による児童・青年期の双極性障害の診断基準の違いとその特徴

報告者	Biederman et al. (1996)	Dilsaver et al. (2003)	Geller et al. (1998)	Leibenluft et al. (2003)
障害名	Bipolar Disorder	Bipolar Disorder	PEA-BP	SMD（Severe Mood Dysregulation）
年齢（歳）	6〜17歳	5〜11歳	7〜16歳	7〜17歳
症候学				
病相の持続期間	短くても可	7日間以上	躁は2週間以上，軽躁は2カ月以上（サイクルは最低4時間）	12カ月以上
気分症状	易刺激性だけでも可	易刺激性だけでも可	高揚気分／誇大性が必須	高揚気分／誇大性なし
エピソード性	慢性の経過でも可	慢性の経過でも可	慢性の経過でも可	慢性の経過でも可
診断基準，構造化面接	DSM-III-R, K-SADS-E	独自の評価尺度	独自の評価尺度（WASH-U-KSADS）	K-SADS-PLまたはCAPA
除外基準				
精神病性障害	精神病	―	統合失調症	統合失調症等
広汎性発達障害	自閉症	―	広汎性発達障害	広汎性発達障害
精神遅滞	IQ80未満	―	IQ70未満	IQ80未満
不安障害	―	―	―	PTSD
物質使用障害	―	―	物質依存	物質乱用
身体疾患	脳性麻痺等	―	てんかん等	器質性気分障害
その他	養子，貧困層	―	養子，妊娠	12歳以後の発症

(鈴木, 2009を一部改変)

Gellerら（1998a；1998b；2003）は，気分症状には基本的な高揚気分と誇大性が必須であるとしながら，躁症状が慢性に経過する症例も基準に含めている。また，急速に病相が交代することが子どもに特有であるとし，病相の交代を最低4時間続く気分の変動と定義して，独自の診断基準（WASH-U-KSADS）を作成している。

　一方，Leibenluftら（2003）は上記のような症例と成人期双極性障害の連続性に対して懐疑的であり，原則として子どもの双極性障害は成人の診断基準で診断すべきであると主張した。そして，子どもの双極性障害の境界領域の研究を促進するために，Severe Mood Dysregulation（SMD）という病態を提唱した。高揚気分や誇大性・開放性がなく，重篤な易刺激性・易怒性を基本症状とし，慢性に経過する。病相は12カ月以上持続するという。また，SMDの子どもの多くはADHD症状をもつという。疫学調査では，SMDは9歳～19歳の一般人口の3.3%に認められたと報告されている。また，SMDの子どもをフォローすると，成人早期に双極性障害ではなく，大うつ病性障害と関連するという。このSMDは上記のBiedermanらが主張する躁状態と重複する部分が多い。

　すなわち，子どもの双極性障害の臨床像は成人とは異なった病像を呈することが多いことは事実であるが，症例によってさまざまな様相を呈し，また研究者によっても種々の考え方があり，統一した見解が得られていないというのが現状である。

2. 成人の典型的な双極性障害と同じ病像を呈する子どもは存在するのか

　成人の典型的な双極性障害と同じ病像を呈する子どもは明らかに存在するが，きわめて稀であるということができる（Leibenluft et al., 2008b）。DSM-IV-TR の双極性障害の診断基準を子どもに当てはめていくときには，症状を「異常」とみなす基準は，発達的に不相応なものでなければならない。ディズニーランドで高揚した開放的な気分になって大きな歓声をあげても，小学生にとっては発達的に相応な状態であるが，これが静かな授業中に起きると，異常な症状ということになる。すなわち，DSM-IV-TR の基準にのっとり，明らかに他と区別される気分の変化（基準 A）が存在するエピソードを確かめ，いくつかの基準 B の症状が同時に起きているかどうかを確認しなければならない。この戦略は，米国児童青年精神医学会（American Academy of Child and Adolescent Psychiatry : AACAP）においても実践ガイドラインとして報告され，推奨されている（McClellan et al., 2007）。NIMH（National Institute of Mental Health）もこの方針を採用している。詳細は後述するが，Birmaher らの COBY study（Birmaher et al., 2006）では 263 例という多数の症例を集めて報告している。この方法が最も正統な方法であるが，実地臨床では DSM-IV-TR の診断基準を厳密に満たす子どもの数はきわめて少ないのが現状である。

3. 急速交代する周期および重度の慢性的に持続する易刺激性は子どもの双極性障害の特徴なのか

先にも述べたが，Geller らのワシントン大学グループは，気分症状としては基本的な高揚気分（上機嫌）と誇大性が必須であるとしながら，短期間の急速な周期の交代が特徴であるとした。また，Biederman らのマサチューセッツ総合病院グループは，重度の慢性的に持続する易刺激性 irritability が子どもの双極性障害に最も特徴的であるとし，気分症状は高揚気分がなくても易刺激性だけで診断できると主張した。

躁病エピソードの症状においては，Geller ら（2003）によると，小児双極性障害児 93 例のうち 97.9％は易刺激性をもち，89.3％が高揚気分をもった。易刺激性と高揚気分の双方をもつものは全体の 87.1％であったという。一方，Biederman ら（1996）は 129 例の小児双極性障害児のうち，92％は躁病の時に易刺激性をもったが，高揚気分は 33％にしか認められなかったという（61％は混合状態であった）。先に述べた COBY study では 263 例のうち，92％が高揚気分（上機嫌）をもち，84％が易刺激性を示し，ほとんどの子どもたちがそれらの両方を示したという。

急速交代型の周期に関しては，Geller ら（1998a）は小児双極性障害児 60 例のうち，83.3％が急速交代型，超急速交代型，あるいは日内交代型であり，全体の 75％を占める日内交代型では，年間の病相回数は平均 1,440 回で，1 日平均 4 回の病相がみられたと述べている。一方，Biederman らが報告した 129 名には Geller らの主張する日内交代型は 1 例もおらず，75％以上の患児は急速交代型（年に周期が 4 回以上）の慢性的な経過を示す

か，あるいは1年以上の長いエピソードの経過であったという。COBY study では，2年以上のフォローアップにおいて，152例の子どもたちは混合性の躁状態を示し，29％では成人よりも有意に頻回な，週単位の急速交代型を示したという。

　以上をまとめると，易刺激性 irritability は子どもの躁状態の重要な症状ではあるが，それだけで躁状態とする考えには異論もあり，同時に高揚気分（上機嫌）や誇大性などの症状が必要であるという意見が多いと思われる。病相・周期に関しては，子どもの双極性障害には急速交代型（年に4回以上）の周期が特徴的ではあるが，日内交代型は Geller らのグループのみが主張しており，否定的な意見やそれを混合性エピソードと呼ぶ意見が少なくないと思われる。また，急速交代型を示さず，典型的な周期を示す子どもも存在することも間違いのない事実である。

4. 双極性障害の症状と併存する ADHD などの症状を明確に区別することができるのか

　子どもの双極性障害には ADHD，反抗挑戦性障害，素行障害などが併存することが多い。例えば，イライラ感（易刺激性），多弁，多動，注意散漫，活力の増大，衝動性などの症状は，双極性障害でも併存する ADHD，反抗挑戦性障害，素行障害などでも生じるものである。はたして，これらの症状が双極性障害からくるものか，併存障害からくるものなのかを明確に区別することは可能なのだろうか。

　結論から言えば，北米の研究グループが論じている子どもの双極性障害

の臨床像は双極性障害だけで説明できるものではなく，併存障害と混合し，双方の症状が重なり合った病態を呈しているのではないかと考えられる。もちろん鑑別診断が必要なことは言うまでもないが，両者の併存を常に念頭に置くことが必要であると思われる。特にADHD，反抗挑戦性障害，素行障害，あるいは広汎性発達障害の子どもが何らかの気分変動や本来ではない易刺激性を示した場合，双極性障害が併存して病像を修飾している可能性を考える必要がある。

その点を考慮した研究としては，Gellerら（2003）のグループの研究が優れている。詳細は次章で述べるが，双極性障害の症状を16症状取り上げ，その中で双極性障害にきわめて特異的な症状，特異的ではあるがADHDにもある程度みられる症状，双極性障害とADHD双方に高率にみられる症状の3群に分けて考察し，双極性障害とADHDの症状は鑑別可能だとしている。

5. 児童期と青年期の双極性障害は異なる病態なのか

児童期発症の双極性障害と青年期発症の双極性障害は異なるものと考えられるようになってきた。児童期発症の双極性障害は急速交代型が多く（Gellerらは日内交代型が多いと主張している），うつ症状と躁症状が混在する混合性エピソードや易刺激性や情緒不安定な混乱状態を呈しやすい。気分に一致した幻覚や妄想などの精神病症状や昏迷状態を呈することも多い。また，ADHD，反抗挑戦性障害，素行障害，あるいは広汎性発達障害を併存しやすいことが特徴である。

表 4-2　児童期発症型と青年期発症型の相違点

	児童期発症型	青年期発症型
周期	不明瞭，日内交代型～週単位	明瞭になる，月単位が多くなる
病像	混合状態，易刺激性，情緒不安定	躁病相とうつ病相が明瞭になる
目立つ症状	行動上の問題 (問題行動，激情発作など)	気分の変化 (高揚気分，誇大気分，うつ気分など)
正常気分相	明瞭でないことが多い	明瞭なことが多くなる
精神病症状	多い（幻覚，妄想，昏迷など）	少ない
気分障害の家族歴	きわめて多い	稀ではない
併存障害	きわめて多い （ADHD, ODD, CD, PDD など）	稀ではない (物質乱用，不安障害など)
成人への移行	明らかではない	多い

　一方，青年期発症の双極性障害は児童期双極性障害の病像も一部呈しながら，成人発症型の病像に近似する面も出てくるのが特徴である。すなわち，周期は次第に明瞭で長くなり，月単位の周期が多くなっていく。混合性エピソードや易刺激的で情緒不安定な病像は徐々に少なくなり，躁病相とうつ病相の区別が明らかになっていく。成人の典型的な躁症状である高揚気分や誇大性などが主症状となり，うつ病相でも抑うつ気分や気力低下などの症状が中心になっていく。また，ADHD，反抗挑戦性障害，素行障害，あるいは広汎性発達障害などの併存する割合が減っていくのが特徴的である。児童期発症型と青年期発症型の主な相違点を表 4-2 に示した。

II 児童期双極性障害の症状評価における感受性，特異性，推奨レベル

Youngstrom ら（2008）は，これまでに報告された児童期双極性障害の論文から，それぞれの症状について，その感受性，特異性，児童期双極性障害を示唆する程度，推奨レベルについてまとめた（表4-3）。易刺激性 irritability については，最も重要と考えているグループも存在するが，児童期双極性障害における特異性は高くはないことがわかる。注意散漫 distractibility も感受性は高いが，双極性障害としての特異性は低く，むしろ併存するADHDなどの症状を反映している可能性が高い。気分の変動／不安定性は，児童期双極性障害の感受性および特異性ともに高いが，診断としては特定不能の双極性障害（BP-NOS）になってしまうことが問題である。

III 子どもの双極性障害診断の難しさ

子どもの双極性障害診断の難しさは，①子どもの双極性障害を特徴づける気分状態がさまざまで，症状が多彩であること，②成人の双極性障害とは異なる臨床症状を呈する場合もあること，③本人の言語的訴えが乏しく，問題行動として表れやすいため，周囲の観察に依拠することが多いこと，④躁状態と他の精神障害の症状との鑑別が難しいこと，⑤精神病症状の出現が多いこと，の5点に集約できる。一つひとつについて解説してみたい。

第一に子どもの双極性障害を特徴づける気分状態はさまざまであることがあげられる。先にも述べたように，大きく分けて躁病スペクトラム，うつ病スペクトラム，混合性スペクトラム，正常気分の4つに分けることが可能であるが，状態像は，病期によって，刻一刻と変化しているのである。日内交代型の患者においては，一日の中でも頻繁に変動する。さらには，躁病エピソードとうつ病エピソードの症状がさまざまに混合しやすいことも特徴であるため，現在の気分状態を判定するのが難しい場合が少なくない。さらに，気分の変化よりも行動面の問題として表れやすく，幻覚，妄想，昏迷状態が出現しやすいため診断はさらに難しくなるのである。

　第二に，成人の双極性障害とは異なる臨床症状を呈する場合もあることである。子どもの双極性障害の多くは，DSM-IV-TR（American Psychiatric Association, 2000）の双極Ⅰ型障害および双極Ⅱ型障害の診断基準は満たさず，特定不能の双極性障害の診断になってしまうのである。それは，症状の数および持続期間が基準を満たさないだけでなく，成人にはみられない子ども特有の症状を示すからである。子ども特有の症状としては，大人に典型的にみられる高揚気分や開放的な気分に加えて，易刺激的・易怒的な気分が表面に出やすく，および躁・うつ症状の急速な交代あるいは躁・うつ症状の混合状態がみられやすいことである（Findling et al., 2003）。

　第三に，本人自身の言語的な訴えが乏しく，問題行動として表れやすいため，周囲の大人の観察に依拠することが多いことも診断を難しくしている。子ども本人の意志で病院を受診することはほとんどなく，親や保護者の要望によって受診にいたる。その時の親や保護者の訴えとしては，①多

表4-3 児童期双極性障害（PBD）の症状評価における感受性，特異性，推奨レベル

症状	PBDへの感受性	PBDへの特異性	PBDを示唆する特徴か
高揚気分 Elated mood	70%（45〜87%）	高い	非常に高い：障害の原因，状況的不適切さ，長く続く
易刺激性 Irritability	81%（55〜94%）	低い	他の気分症状（うつ）の分脈によるirritabilityもある
誇大性 Grandiosity	78%（67〜85%）	中等度－素行障害や発達の問題との関連によって低下	周期的で気分によって変動する場合。誇大性と対称的な自己評価が低く，無価値感が生ずる時期の存在
活力の増大 Increased energy	89%（76〜96%）	メタ分析における最も高い感受性"過活動"に関しては中等度－ADHDでもよく見られる特徴：過活動が周期的に出現する場合はよりPBD特異的	変動あるいは変化があればより高く，慢性的であれば（ADHDで特徴的）低い
注意散漫 Distractibility	84%（71〜92%）	低い－ADHD，単極性うつ病，不安障害，PTSD，認知機能障害でも生じる	普段の状態から変化しており，気分に添ったものであればより高い
会話心拍 Pressured speech	82%（69〜90%）	不明確：Carlsonは表出性言語障害の問題を提出	周期的であり，児童の典型的な行動からの変化がある場合。うつの時に正反対の会話になる場合
考えの競い合い Racing thought	74%（51〜88%）	気分の変化に一致したものであれば特異性は高い	言葉よりもイメージかどうか尋ねる必要がある
睡眠欲求の減少 Decreased need for sleep	72%（53〜86%）	不眠ではなく睡眠欲求の減少という構造であれば特異性は高い。寝つきが悪いということに焦点がある場合は特異性は低い	単に寝つきが悪いのではなく，活力が増大し，活動性が高い場合
判断力の低下 Poor judgment	69%（38〜89%）	中等度	周期的で，気分／活力に一致しており，低年齢によるものではない場合
観念奔逸 Flight of ideas	56%（46〜66%）	中等度	
性的行動の亢進 Hypersexuality	38%（31〜45%）	高い－PBDあるいは性的虐待に特異的	性的行動の亢進は，性格的なものではなく，気分／活力の周期に一致し，快楽探求的な場合
気分の変動／不安定 Mood swing/lability	高い	高い－PGBI，CBCL，Cooersitemを用いる	頻度，強さ，長期持続期間
健康感の増大 Increased sence of well-being	不明	不明	不明だが理論的には低い
心身両面の好調感 Heightened physical and mental efficiency	不明	不明	不明だが理論的には低い
過度の敏感さ Hyperacuisis		不明	不明
社交性の増大 Increased sociability	ICD-10	WASH-U-KSADSにこれが加わればかなり感受性が高い	不明
出しゃばりな行動 Intrusiveness	不明，Leibenluftの'severe mood dysregulation（SMD）'の診断基準 ICD-10診断基準	不明	不明

BD：Bipolar Disorder, CD/APD：Conduct Disorder/Antisocial Personality Disorder, ADHD：Attention-Deficit Hyperactivity Disorder, PTSD：Post-Traumatic Stress Disorder, ICD-10：International Classification of Diseases, 10th edition, CBCL：

(Youngstrom et al., 2008)

他の診断を示唆する特徴か	推奨レベル
一時的で，指示を変えると反応がよく，より状況依存的な場合：物質依存あるいは薬剤性（ステロイドなど）	特異性の高い特徴であり，これが存在すれば診断に寄与する。一部は家族の問題によって生じている可能性も考慮する
気分や活力に変化なく慢性的に反抗的な場合。単極性うつ病の可能性もある	家族からの情報が不可欠。本人の情報のみでは誤診する可能性がある。家族がirritabilityを否定した場合はPBDを除外してよい
より慢性的で，横柄な態度で，気分と合致していない場合は，素行障害／反社会性人格障害を示唆する	推奨する価値はあるが，必須の症状とするほど特異的ではない。気分による変動が素行障害／反社会性人格障害と鑑別する
慢性的な高い運動活動性	児童期の典型的な行動からの機能の変化を評価する必要がある。周期性がPBDにより特異的である。活力と運動活動性に焦点を当てることが重要
慢性的な問題であれば，ADHDあるいは神経疾患をより示唆する	この症状は不明瞭なため特異性は低い。本人よりも家族からの情報が重要である
慢性的におしゃべりで，口数が多いときは，ADHDをより示唆する	気分や活力の変化に応じて，典型的な機能からの変化が認められれば推奨する価値がある
表出性言語障害，物質乱用と鑑別する必要がある	
神経刺激薬（ADHD）を使用している場合。薬物（喘息薬など）を使用している場合。うつ病のための不眠（うつ病では睡眠欲求の減少はない。うつ病の人は眠りたいが眠れない）	睡眠欲求の減少は推奨する価値がある。しかし寝つきの悪さ（特にストレスや反芻による）との鑑別は困難なときもある。睡眠の減少にもかかわらず，活力が高く，エネルギーの減少がない場合
衝動的，事故傾性，不器用な場合は鑑別の必要がある	周期的で，感覚欲求的な場合は推奨する価値がある
言語障害，物質乱用の鑑別	
性的虐待の場合はトラウマと関連し，誘惑的／再演的であり，快楽追求的ではない	PBDへの感受性は高くない。この症状がないことはさほど重要ではないが，特異性は高い。この症状の存在は，注意深いPBDや虐待の評価のきっかけとすべきである（両者は併存し得ると認識されている）
物質乱用，使用薬物，身体／神経疾患，境界性パーソナリティ障害，破壊的行動障害の可能性	両親の情報は信頼性が高い。両親が否定した場合，PBDの可能性は非常に低い。さまざまな評価尺度を用いれば，特異性は高い。変動する気分を伴う混合状態が中核概念である
躁病の高いポジティブな感情モデルと一致するかどうか	検討が必要
変動する知的な行動の概念と一致するかどうか	検討が必要
	検討が必要
	検討が必要
概念的には，誇大性および過大な自己評価と同じように出現する	検討が必要

Child Behavior Checklist, PGBI：Parent General Behavior Inventory, WASH-U-KSADS：Washington University Kiddie Schedule for Affective Disorders and Schizophrenia.

動，②攻撃性・衝動性，③易刺激性・易怒性，④気分変動に集約されるという（Findling et al., 2003）。このような訴えが多いと，診察医は行動上の問題を第一に考えることが多くなると予想される。あるいは性格の問題や養育の問題に誤解される可能性も少なくない。また，子どもも診察室の中では，易刺激性・易怒性や気分変動はある程度抑えることが可能なため，子どもの気分の問題が見逃されてしまうことが多いと考えられる。

　第四に，子どもの躁状態と他の精神障害の症状との鑑別が難しいことがあげられる。子どもの躁状態は，まず健常発達の子どもの落ち着きのなさ，はしゃぐこと，衝動的行動，いたずら，大げさな発言などと鑑別しなければならない。それは仲間やメディアの影響，ライフイベントなどの環境因（旅行前など），ストレスへの躁的防衛など状況誘発的に生じやすい。ADHDや広汎性発達障害などの併存障害が先に診断されている場合には，衝動的行動，不従順，その他のトラブルが併存障害と関連した「問題行動」と見なされやすい（十一，2010）。また，普段は起こさない癇癪や怒りの爆発（あるいは回数の増加），激情の持続，突然の暴力，リストカットなどが，了解の範囲を超えた状況で生じた場合には躁病エピソードまたは混合性エピソードが疑われる。炭水化物（スナック類など）の摂取が増えることも躁病関連エピソードを疑う徴候の一つであるという（十一，2010）。このような子どもの双極性障害の躁状態の臨床像は双極性障害だけで説明できるものではなく，併存障害と混合し，双方の症状が重なり合った病態を呈していると考えられる。もちろん鑑別診断が必要なことは言うまでもないが，両者の併存を常に念頭に置くことが双極性障害を見逃

さない方法である。

　第五に精神病症状の出現が多いことに注意が必要である。躁病エピソード，混合性エピソード，うつ病エピソードのいずれの病相においても幻覚，妄想，昏迷状態などが出現することがある。いずれも気分に一致した精神病症状であるため，背景の気分状態の同定および他の気分症状の確認が必要である。例えば，躁病エピソードに見られる誇大妄想は，願望を反映した虚言と受け取られやすい。また混合性エピソードの中で，困惑状態において被害感を伴う幻聴の訴えがあると，統合失調症と間違われることがある。経過をみながら判断していかなければならない場合もある。

Ⅳ　子どもの双極性障害の鑑別診断

1. 情緒不安定なADHDとの鑑別

　子どもの双極性障害に関しては，いまだにその存在を疑問視する意見がある。それらの多くは，子どもの双極性障害の症例を経験したことがないために，それは情緒不安定なADHDにすぎないのではないかという主張である。筆者も子どもの双極性障害の症例を経験するまではそのような意見をもっていたことは事実である。しかし，子どもの双極性障害は単に情緒不安定なADHDでは決してない。ただ，子どもの双極性障害とADHDは併存することが多いため，双極性障害とADHDを併存した症例とADHDのみの症例を鑑別する必要があると考えられる。鑑別のポイント

は，双極性障害は一般に回復と再発を繰り返す疾患であるので，明らかな周期および寛解期がみられるが，ADHD は原則として周期的な経過はとらず，概ね同じ状態が慢性に経過する病態である。

　まず，正常気分期における子どもの行動と日常生活機能，およびADHD の症状をきちんと把握しておく必要がある。つまりADHD の診断が確定した幼児期から気分症状が出現する前までの，その子どもの正常気分状態を確認する。そのためには，気分状態や行動，あるいはストレッサーやライフイベントを書き込めるチャート（気分・睡眠・活動記録表：第 6 章，図 6-4 参照）を利用することが有用である。もし，躁状態，うつ状態，あるいは情緒不安定な症状が出現した後でも，必ず正常気分期は存在するので，その期間の状態を把握しておく。正常気分期においても，ADHD の子どもはうつ状態になったり，ハイテンションになったりすることはあるが，その場合は必ずその気分を引き出す誘因が存在する。

　次に，躁状態，うつ状態，あるいは情緒不安定な症状が出現したときに，それが躁病エピソードか，うつ病エピソードか，混合性エピソードかを同定し，どのような症状が出現しているかを確認する。そして，それらの症状がエピソード性に出現したのか，慢性に持続しているのかを確認する。すなわち，比較的明確な始まりと終わりがあるのか，ないのかを確認する必要がある。原則として，エピソード性に出現し，一定期間の後に終息するのであれば双極性障害のエピソードであり，慢性に長期間続くのであれば双極性障害ではないと考える。

　もう一つの鑑別点は，症状の内容である。特に，易刺激性（イライラ

感),注意散漫,活力の増大,多弁などの症状は,ADHDにおいても躁病エピソードにおいても出現する症状である。これらの症状だけで躁病エピソードと診断しないように注意する必要がある。一方,高揚気分,誇大性,観念奔逸／考えの競り合い,睡眠欲求の減少などは,躁病エピソードにおいて特異的に出現しやすく,ADHDにはほとんど出現しない症状と考えられる。このような症状が明らかに確認されれば双極性障害と診断してよいと考えられる(詳細は第5章参照)。

2. 統合失調症との鑑別診断

　上記に述べたように,子どもの双極性障害は統合失調症との鑑別診断が必要である。躁病エピソード,混合性エピソード,うつ病エピソードのいずれの病相においても幻覚,妄想,昏迷状態が出現することがある。いずれも気分に一致した精神病症状であるため,背景の気分状態の同定および他の気分症状の確認が必要である。これらの症状が周期性なのか,本人の発達段階やこれまでの行動から考えて了解可能かどうか,誘因が明らかな反応性のものかなどについて経過をみながら判断していくことになる。

　逆に,統合失調症の立場からみてみると,統合失調症の前駆期,活動期,残遺期に気分の障害が生じ得る。特に前駆期において,言語化できない内的異常体験のために,はっきりした理由もなく沈み込んだり,突然閉居して茫然自失の状態になったり,そわそわ落ち着かない態度をとったり,突然情緒不安定になったり,抑制を欠いた状態が高揚気分にみえたりして,一見うつ状態,躁状態,混合状態に見えることがある。注意深い経過観察

によって，周囲からみて動機が理解できないような生活態度の乱れ，行動の変化や気分変動の背後に存在する内的異常体験を突き止め，それが患者の病態の本質であり，現在の症状を説明できることを確認することが必要である。統合失調症の活動期の症状（幻覚妄想状態）と同時に気分障害が明らかに存在し，障害の持続期間の大部分において重複し，病態において双方が同程度の重みをもっていると判断したら，失調気分障害と判断する場合もあるかもしれない。

3. 若年周期精神病との鑑別診断
1）若年周期精神病とは

若年女性において，月経周期に一致して短期間特異な精神症状を反復する病態について，山下（1989）は「若年周期精神病」という疾患概念を提唱した（表4-4）。症状は月経開始10日前ころから開始数日後までに発現する。精神症状の主な特徴としては，①亜昏迷ないし昏迷に至る言動や行動の抑制，②まとまりない興奮ないし多動，③浮動的・断片的あるいは一過性の関係・被害的な幻覚および妄想，などが認められる。また病期中に見られる症状としては，①不安，恐怖，焦燥感などが持続的に，あるいは急速に変動しながら出現する，②理解力や思考力が著しく低下し，判断ができずに困惑し，あるいは不適切な言動を示す，③病期中の追想が著しく不良である，④不眠，食欲低下，顔面紅潮，頭痛などの身体症状が見られる，などがある。そして病期が終わると，完全な健康状態にかえり，残遺状態を残さないことが特徴である。通常の抗うつ薬，抗精神病薬，抗不安

表4-4 若年周期精神病の診断基準

A. 若年女性に周期的に発現する。初発時期は10歳台前半に最も多いが，20歳台早期に及ぶこともある。

B. 病期の長さは1〜3週間で，長くとも原則として1カ月を超えない。

C. 症状は急速に始まり，再び数日中に消失ないし別の症状に転換する。

D. 症状は毎月あるいは相当期間をおいて，反復出現する。その回数は数回から10回以上に達する。

E. 病期の多くは月経周期と時間的関連があり，月経開始10日前ころから開始数日後までに症状が発現する。ただし初潮発来以前の少女に定期的に病期が表れる場合，あるいは経過中に月経周期と無関係に病期が表れる場合もある。

F. 病期の精神症状には，以下のうち少なくとも1項目が認められる。

   (1) 亜昏迷ないし昏迷に至る言動や行動の抑制

   (2) まとまりのない興奮ないし多動

   (3) 浮動的・断片的あるいは一過性の関係・被害的な幻覚および妄想

G. 同じく病期中の精神症状には，以下のうち少なくとも1項目以上の特徴がみられる。

   (1) 不安，恐怖，焦燥感などが持続的に，あるいは急速に変動しながら出現する。

   (2) 理解力や思考力が著しく低下し，判断ができずに困惑し，あるいは不適切な言動を示す。

   (3) 病期中の追想が著しく不良である。

   (4) 不眠，食欲低下，顔面紅潮，頭痛などの身体症状がみられる。

H. 病期が終わると完全な健康状態にかえり，残遺症状を残さない。

I. 長期予後は良好で，ふつう30歳以降には再来をきたさない。

薬は，対症的効果のほかは無効で，時に悪化をきたす。臨床経験では，カルバマゼピンが有効であり，その他，各種ホルモンやブロモクリプチン，リチウムなどの有効性が報告されている（後に，バルプロ酸の有効性も明らかになった）。すなわち，この病態の背景には，軽度の意識障害あるいは意識水準の低下が認められるのであり，分類としては，器質性精神障害あるいは症状性精神障害の範疇に含まれる疾患であると考えたのである。したがって，うつ病性障害あるいは双極性障害とは症状に共通する部分はあるが，根本的に異なる概念であるとした。

この疾患概念の確立に際しては，北海道大学精神科の教室員すべてが参加し，毎週詳細な症例検討が行われ，「若年周期精神病」が疑われる症例は入院治療を行い，皆で症状を観察し，経過を追っていった。疾患概念を精練するために，同様の症状を呈していても，例えば初潮前の女子（後述の症例A），男性例，病相が次第に月経周期とは一致しなくなる症例，病像が次第に明瞭な躁・うつ病相を呈する症例などは除外されていったのである。

2）若年周期精神病と子どもの双極性障害の近似性

この「若年周期精神病」は子どもの双極性障害の病像と近似するところが少なくない。軽度の意識障害あるいは意識水準の低下と亜昏迷ないし昏迷の鑑別は難しい。特に子どもの場合，いずれの場合も病期中の追想が著しく不良である。また，まとまりのない興奮ないし多動と躁病エピソードの鑑別も容易ではない。不安，恐怖，焦燥感などが持続的に，あるいは急速に変動しながら出現する状態は，子どもの混合性エピソードにおいても認められる症状である。

筆者は今でも典型的な「若年周期精神病」は稀ではあるが間違いなく存在し，それはかつての「器質性精神障害あるいは症状性精神障害」に含まれるものであると考えている。しかし，当初は同様の症状を呈していても，病相が次第に月経周期とは一致しなくなる症例や次第に明瞭な躁・うつ病像を呈するようになる症例などが存在したこともまた事実なのである。「若年周期精神病」と双極性障害は概念は大きく異なるが，何らかの関連がある病態なのかもしれない。

　「若年周期精神病」は操作的診断基準にしたがえばどのような診断になるのだろうか。DSM-III-R では「器質性精神症候群および器質性精神障害」に分類され，気分障害の症状が強ければ，「器質性気分症候群 organic mood disorder」となり，妄想が強ければ，「器質性妄想症候群 organic delusional disorder」となり，幻覚が強ければ，「器質性幻覚症 organic hallucinosis」と診断されると考えられる。

　ところが，「器質性精神障害」という用語は，"非器質性"の精神疾患には生物学的な基礎が存在しないという間違った意味を含んでしまうという理由からDSM-IV では使用されなくなったのである。そして，以前「器質性精神疾患」と呼ばれていた疾患は，①「せん妄，認知症，健忘症候群，および他の認知症」，②「一般身体疾患による精神疾患」，③「物質関連障害」の3つに分類されてしまったのである。そうすると，DSM-IV では「若年周期精神病」は①の「せん妄」か，②の「一般身体疾患による精神疾患」に分類せざるを得ないことになった。そしてDSM-IV では，「一般身体疾患による精神疾患」の章が設けられたが，それは形式的なものであ

り，実質的には，以前「器質性気分障害」とされたものの多くは気分障害の章に組み込まれ，「器質性妄想性障害」とされたものの多くは統合失調症および他の精神病性障害の章に組み込まれることになったのである。すなわち，現在のDSM-IV-TRの診断基準では，「若年周期精神病」は，明らかな意識障害を呈する場合は「せん妄」に分類され，意識障害が明らかではなく躁病様症状とうつ病様症状を呈するものは双極性障害と診断されることになるのである。

　以上を総合して考えると，欧米ではおそらく「若年周期精神病」の一部を子どもの双極性障害と診断していると予想される。どの論文を読んでも，軽度の意識障害あるいは意識水準の低下を検討したものは存在しないからである。「若年周期精神病」は女性例であるが，男性例はどうだろうか。われわれは，思春期に若年周期精神病と思われる病像を呈した精神遅滞の一男性例を報告した（伊藤ら，2002）。同様の男子症例は高木らが「思春期周期性精神病」として報告している（高木ら，1973）。これらの症例も現在のDSM-IV-TRを用いると，多くは気分障害圏として診断されると考えられる。「思春期周期性精神病」も思春期に特有の病態であり，原則として成人へ移行しないとされる。これらも欧米では子どもの双極性障害と診断されている可能性がある。さらには，いわゆる「非定型精神病」の症例はどうだろうか。この病態を示す児童・青年期症例の多くも，近年の欧米においては，気分障害圏に診断される傾向にあると考えられる。このように，子どもの双極性障害はさまざまな病態の症例が含まれている可能性があるのである。

文　献

American Psychiatric Association : Diagnostic and Statistical Manual of Mental Disorders, 4th Edition Text Revision (DSM-IV-TR). Washington, DC, American Psychiatric Association, 2000.

Biederman J, Faraone S, Mick E et al. : Attention-deficit hyperactivity disorder and juvenile mania: an overlooked comorbidity? Journal of American Academy of Child and Adolescent Psychiatry, 35 ; 997-1008, 1996.

Birmaher B, Axelson D, Strober M et al. : Clinical course of children and adolescents with bipolar spectrum disorders. Archives of General Psychiatry, 63 ; 175-183, 2006.

Dilsaver S, Henderson-Fuller S, Akiskal H et al. : Occult mood disorders in 104 consecutively presenting children referred for the treatment of attention-deficit/hyperactivity disorder in a community mental health clinic. Journal of Clinical Psychiatry, 64 ; 1170-1176, 2003.

Findling R, Kowatch R, Post R : Pediatric Bipolar Disorder : A Handbook for Clinicians. London, Martin Dunitz, 2003.（十一元三，岡田俊監訳：児童青年期の双極性障害 —— 臨床ハンドブック．東京書籍，2008）

Geller B, Williams M, Zimerman B et al. : Prepubertal and early adolescent bipolarity differentiate from ADHD by manic symptoms, grandiose delusions, ultra-rapid or ultradian cycling. Journal of Affective Disorder, 51 ; 81-91, 1998a.

Geller B, Warner K, Williams M et al. : Prepubertal and young adolescent bipolarity versus ADHD: assessment and validity using the WASH-U-KSADS, CBCL and TRF. Journal of Affective Disorder, 51 ; 93-100, 1998b.

Geller B, Craney JL, Bolhofner K et al. : Phenomenology and longitudinal course of children with a prepubertal and early adplescent bipolar disorder phenotype. In: Geller B & DelBello MP (eds): Bipolar Disorder in Childhood and Early Adolescence, pp.25-50, New York, The Guilford Press, 2003.

伊藤侯輝，鈴木克治，三上敦大他：思春期に若年周期精神病と思われる病像を呈した精神遅滞の1男性例．精神医学，44 ; 753-759, 2002.

Leibenluft E, Charney DS, Towbin KE et al. : Defining clinical phenotypes of juvenile mania. American Journal of Psychiatry, 160 ; 430-437, 2003.

Leibenluft E & Dickstein DP : Bipolar disorder in children and adolescents. In: Rutter

M, Bishop, D, Pine D et al.: Rutter's Child and Adolescent Psychiatry, 5th edition, Chapter 38. pp.613-627, Oxford, Blackwell, Science, 2008a.

Leibenluft E & Rich BA : Pediatric Bipolar Disorder. Annual review of clinical psychology, 4 ; 163-187, 2008b.

McClellan J, Kowatch R, Findling R : Practice parameter for the assessment and treatment of children and adolescent with bipolar disorder. Journal of the American Academy of Child and Adolescent Psychiatry, 46 ; 107-125, 2007.

鈴木太：注意欠陥多動性障害と双極性障害．児童青年精神医学とその近接領域，50 ; 365-376, 2009.

高木隆郎，藤井伸，大谷亘他：思春期前後に好発する精神薄弱の周期性精神病について．臨床精神医学, 2 ; 1395-1401, 1973.

十一元三：児童青年期の双極性障害：臨床像と薬物療法の展望．臨床精神薬理, 13 ; 891-898, 2010.

山下格：若年周期精神病．金剛出版，1989.

Youngstrom EA, Birmaher B, Findlimg R, et al : Pediatric bipolar disorder : validity, phenomenology, and recommendations for diagnosis. Bipolar Disorders, 10 ; 194-214, 2008.

第5章 子どもの双極性障害の診断基準

I 子どもの双極性障害の診断基準研究における3つのアプローチ

これまで子どもの双極性障害の診断基準研究において，以下の3つのアプローチが行われてきた（Leibenluft et al., 2008）。第一は，子どもの双極性障害の診断を成人のDSM-IV-TR（American Psychiatric Association, 2000）の診断基準を用いて行うものである。これは，NIMH（National Institute of Mental Health）のLeibenluftらのグループが中心になっている。第4章で述べたように，彼らは重度で慢性的な易刺激性を有する病態をSMD（Severe Mood Dysregulation）と定義し，双極性障害とは異なるものとして明確化したのである（Leibenluft et al., 2003）。第二は，躁病の基本的な症

状(高揚気分 elated mood と誇大性 grandiosity)と短い急速な周期を強調するものである。これはワシントン大学の Geller ら(1998a；1998b；2003)のグループが中心になっている。第三は,重度の非エピソード性の易刺激性を診断の重要なポイントとするものである。これはマサチューセッツ総合病院の Biederman ら(1996；2004；2005)のグループが中心になっている。それぞれのアプローチを紹介しながら子どもの双極性障害研究を紹介したい(表5-1)(Leibenluft et al., 2008)。

1. 成人のDSM-IV-TR 診断基準を基盤とするアプローチ
: 〈NIMH グループ〉

このアプローチは,DSM-IV-TR の双極性障害の診断基準を成人と同様に児童・青年期にも当てはめるものである。ただし,症状を「異常」とみなす基準は,発達的に相応なものでなければならない。DSM-IV-TR の基準にのっとり,明らかに他と区別される気分の変化(基準 A)が存在するエピソードを確かめ,いくつかの基準 B の症状が同時に起きているかどうかを確認しなければならない(第3章,表3-2参照)。この戦略は,米国児童青年精神医学会(American Academy of Child and Adolescent Psychiatry：AACAP)において実践ガイドラインとして報告され,推奨されている(McClellan et al., 2007)。既述のようにNIMHも採用している。また,COBY study (the Course of Bipolar Youth study) (Axelson et al., 2006；Birmaher et al., 2006)もこの基準を用いて行ったものである。

DSM-IV-TR の診断基準を厳密に満たす子どもの数は少ないが存在する

ことは事実である。それでも米国ではかなりの数の症例を集めている。第一に，COBY study（Axelson et al., 2006 ; Birmaher et al., 2006）ではDSM-IV-TRの基準を満たす明らかな双極性障害のエピソードをもつ263例（平均年齢13.0±3.1歳，双極Ⅰ型障害152例，双極Ⅱ型障害19例，BP-NOSは92例）を報告している。双極Ⅰ型障害では92％が高揚気分を，84％が易刺激性を示し，多くはそれら両方の症状を呈していたという。2年以上のフォローアップでは，152例の子どもたちは混合性の躁状態を呈し，29％では成人よりも有意に頻回な，週単位の急速交代型 rapid cycling を示したという。

第二に，Findlingら（2001）の報告では，明らかな双極性障害のエピソードをもつ90例の子どものうち（平均年齢10.8±3.5歳，年齢範囲5〜17歳），86％は高揚気分をもち，92％はイライラ感（易刺激性）を示したという。また，50％は急速交代型 rapid cycling の経過を示し，健常な時期は認められるが短いと記載されている。

これらのデータによれば，しばしば報告されている子どもの双極性障害は高揚気分（上機嫌）を示しにくく，易刺激性（イライラ感）をあらわしやすいという報告が否定されることになる。なぜなら，これらの研究の多くの症例はイライラ感に加えて高揚気分（上機嫌）も示したからである。また，DSM-IV-TRの診断基準を満たす子どもの場合も急速交代型を示すことが多いことも共通した見解であると考えられる。ただし，次に述べるGellerらのグループが提唱する日内交代型 ultradian rapid cycling は混合性エピソードとする立場が多いと思われる。

表 5-1 躁病およびSMDの診断基準（Leibenluft et al., 2008から引用）

基準	DSM-IV-TR：BD	NIMH：narrow phenotype of BD	MGH
エピソード性	持続的な異常な気分が少なくとも7日間（躁病），あるいは4日間（軽躁病）続く	DSM-IV-TRと同様	重度の易刺激性の存在（明らかなエピソードの存在を強調）
基準A：気分の異常	高揚した，開放的な，あるいは易刺激的な気分	高揚した，あるいは開放的な気分が必須	DSM-IV-TRと同様
基準B：関連する症状	気分の障害の間，以下のうち3つ以上が存在する（気分の異常が易刺激性の場合は4つ）：①誇大性，②睡眠欲求の減少，③多弁，④観念奔逸，⑤注意散漫，⑥目標志向性の活動の増加，⑦快楽的活動に過度に熱中すること	DSM-IV-TRの基準Bの3つ	DSM-IV-TRと同様
障害の程度	気分の障害は，職業的および社会的機能に明らかな障害をもたらしている。あるいは，自己または他者への危害を防ぐために入院が必要である。または，精神病症状を含む	DSM-IV-TRと同様	気分の症状に由来する，中等度から重度の，機能的障害

Notes：AACAP, practice parameters of the American Academy of Child and Adolescent Psychiatry (McClellan et al., 2007); BD, bipolar disorder; BD-NOS, bipolar disorder, not otherwise specified; DSM-IV-TR, Diagnostic and Statistical Manual, Forth Edition, Text Revision (American Psychiatric Association. 2000); MGH, Massachusetts General Hospital, as reflected in the work of Biederman and colleagues (Biederman et al., 2000 ; 2004 ; Mick et al.,

Washington University	DSM-IV-TR and AACAP：BD-NOS	NIMH：SMD (serve mood dystegulation)
エピソードはDSM-IV-TRの双極Ⅰ型の発症と終結によって定義される。日内交代型も認める（1日の中で気分が変動。1つのエピソードの中で何回も気分の変動が起こる）	躁病症状は少なくとも数時間続く，しかし4日間未満である。あるいは躁病様症状が慢性的に続き，ベースラインの機能が反映される	除外基準：一過性の躁症状を示すが，1日以上続かない場合。さらに気分症状および過覚醒は12歳以前に発症していなければならない。症状が慢性的に，すなわち1年以上持続しており，その間2カ月以上の寛解期間がない
高揚した，開放的な気分，および／または，誇大性が必須	DSM-IV-TRと同様	慢性的な易刺激性（特に，怒りあるいは悲しみ）が少なくともほとんど半日続く。また，仲間と比較して，ネガティブな感情刺激に対して明らかな反応を，言語的および行動的に示さなければならない（不機嫌の爆発の持続，言葉による激怒，攻撃性）。このような出来事は週に少なくとも3回は起きる
DSM-IV-TRの基準Bの3つ	特異的なものはない。DSM-IV-TRの基準Bより1つ少ない症状	過覚醒症状が必要である。過覚醒症状は以下の症状の少なくとも3つによって定義される。①不眠，②焦燥感，③注意散漫，④観念奔逸あるいは考えの競い合い，⑤多弁，⑥出しゃばり
DSM-IV-TRと同様	特になし	症状は少なくとも一つの状況（家庭，学校，仲間の中）において重度でなければならない。そして，他の一つの状況で少なくとも軽度であれ存在すること

2005）；NIMH, National Institute of Mental Health, as reflected in the work of Leibenluft and colleagues (Leibenluft et al., 2002)；SMD, severe mood dysregulation (Leibenluft et al., 2003)；Washington University (St. Louis) reflects the work of Geller and colleagues (Geller et al., 1998；2002；2007；Geller & Tillman, 2005).

このアプローチが最も正統な方法であるが，実地臨床ではDSM-IV-TRの診断基準を厳密に満たす子どもの数はきわめて少ないのが現状である。

2.「基本的な躁症状（高揚気分と誇大性）」と短期の頻回なサイクルを強調するアプローチ：〈ワシントン大学グループ〉

　Gellerら（1998a；1998b）は，児童期・前青年期の双極性障害（Prepubertal and Early Adolescent Bipolar Disorder Phenotype：PEA-BP）という概念を提唱した。これは基本的な躁症状（高揚気分と誇大性）を持ちながら，短期で頻回な気分変動・サイクルの交代パターンを示すものである。また，躁状態とADHDの症状が重複して区別することが困難であるという議論を提起し，両者を区別するためには，躁病エピソードの診断には高揚気分と誇大性が必須であるとしている。

　Gellerら（1998b）はPEA-BPを診断するための半構造化面接（WASH-U-KSADS）である独自の基準を作成した。それは表5-2に示したように，A. 高揚気分，B. 誇大性，C. 観念奔逸／考えの競い合い，D. 睡眠欲求の減少，E. 判断力の低下，という5つの症状からなっている。判断力の低下には，性的行動の亢進，向こう見ずな行動，愚かな行動，無制限に人を求める行動の4つの下位項目が設けられている。

　このWASH-U-KSADS躁病項目には，イライラ感（易刺激性）irritable mood，多弁 accelerated speech，注意散漫 distractibility，活力の増大 increased energyなどのDSM-IV-TRの躁病症状が含まれていない。これらの症状は躁病においても出現するが，ADHDにおいても高率に出現する症状である

表5-2 WASH-U-KSADSにおける躁病エピソードの項目

a．高揚気分 elated mood
b．誇大性 grandiosity
　・誇大妄想 grandiose delusions
c．観念奔逸／考えの競い合い flight of ideas/racing thoughts
　・観念奔逸 flight of ideas
　・考えの競い合い racing thoughts
d．睡眠欲求の減少 decreased need for sleep
e．判断力の低下 poor judgment
　・性的行動の亢進 hypersexuality
　・向こう見ずな行動 daredevil acts
　・愚かな行動 silliness
　・無制限に人を求める行動 uninhibitedly seeks people

（Geller et al., 2003）

ため，小児の躁病特異的な症状とはいえないと考えたのである。

　図5-1は，さまざまな躁症状のうち，双極性障害とADHDに見られる頻度を症状ごとにその頻度を調べたもので，Goodwinら（2007）が，Gellerらの研究をまとめた図である。大きく分けて，①躁病に特異的に見られ，ADHDにほとんど認められないもの，②躁病に有意に多く見られるが，ADHDにも少なからず見られるため鑑別には有用ではないもの，③躁病にもADHDにもよく見られるもの，の3つに分けることができる。これを見ると，GellerらがWASH-U-KSADSで用いた躁症状の項目は，躁病に特異

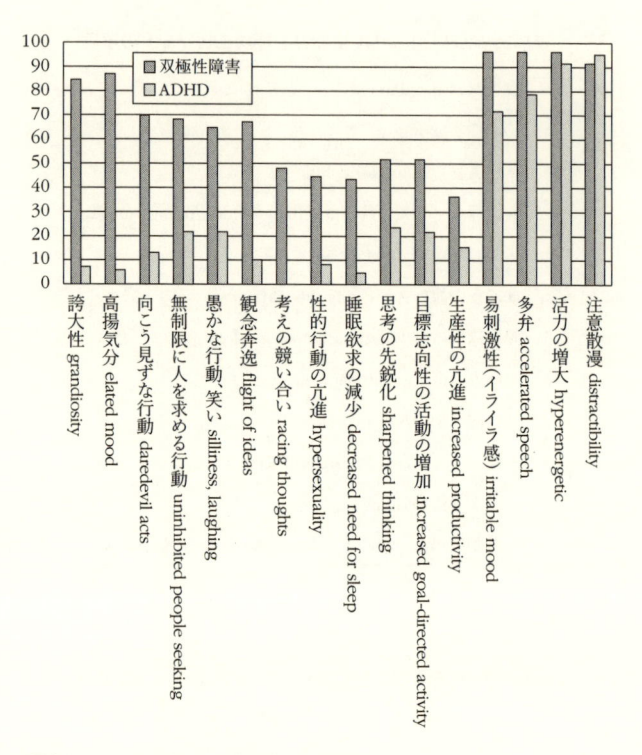

図5-1　躁病とADHDにおける躁症状の出現率（Goodwin & Jamison, 2007から引用）

的に見られ，ADHDにほとんど認められない症状であることがわかる。一方，易刺激性（イライラ感）irritable moodは，躁病においても高率に認められるが，ADHDにおいても高率に認められる症状なのである。

さらにGellerら（2003）は，躁病エピソードの状態像を，「躁状態」「軽躁状態」「混合性躁病」の3つに分けた。「混合性躁病」とは，WASH-U-KSADSの躁病エピソードにうつ状態がオーバーラップする状態をさす。また，急速交代の定義を以下のように取り決めている。「rapid cycling（急速交代）」の定義は，1年間に4回のサイクルが存在することである。「ultrarapid cycling（超急速交代）」は1年間に5～364回，「ultradian (continuous) rapid cycling（日内交代）」は1年間に365回以上のサイクルが存在する。日内交代型では，躁状態は1日に4時間以上持続している必要がある。躁病相はこのような状態が2週間以上持続し，軽躁病相は2カ月以上持続する必要がある。

このような独自の方法を用いると，児童期・前青年期の双極性障害（PEA-BP）86例は非常に均質であったという（Geller et al., 2003）。症状は，高揚気分（90％），誇大性（86％），易刺激性（98％），混合性躁病（86％）を示したという。高揚気分と易刺激性の併存は87％に認められた。また，ほとんどの患者は日内交代型（78％）を認め，1日に平均3.5回の日内サイクルをもつという。患者はこれまで平均1.2回のエピソードをもち，初診時に最も近いエピソードの期間は79週であったという。このように，多くの患者が約3年間持続するエピソードを経験しているという。

GellerらのPEA-BPの考え方は，非常に魅力的で説得力もあるが，独自の診断基準や周期・サイクルの取り決めがなされており，彼ら以外からは

同様の研究がほとんど見られないことが問題である。

3. 易刺激性 irritability を強調するアプローチ
：〈マサチューセッツ総合病院グループ〉

　Biederman ら（1996；2004；2005）は，児童期躁病の易刺激性 irritability は質的にも量的にも他の疾患や障害の易刺激性とは異なるものであり，この易刺激性をもって児童期双極性障害を同定することができると主張している。彼らは，この易刺激性は，重度で慢性的に持続し，子どもを最も衰弱させる症状であるとしている。また，随伴する攻撃性は躁病の子どもが入院する最も大きな理由であるという。彼らの問題点は，持続的な重度の易刺激性を強調するあまり，双極性障害特有のエピソード性を無視している点であると言ってよい。彼らは，子どもが重度で，過度に障害された易刺激性をもつ場合，たとえそれがその子どもの普段の機能レベルから明らかな変化を示していなくても，躁病診断基準の基準Aを満たしたと考えるのだと主張する。

　彼らの基準を用いると，精神科クリニックを受診した129名の児童期双極性障害のうち92％は躁病の時に易刺激性をもち，高揚気分は33％にしか認められなかったという（Biederman et al., 2005）。61％は混合状態であった。さらに，Geller らの主張する日内サイクルの患者は一人もおらず，75％以上の患者は急速交代型（年に周期が4回以上）の慢性的な経過を示すか，あるいは1年以上の長いエピソードの経過であったという（Biederman et al., 2004）。

Ⅱ　DSM-5 ではどのアプローチが採用されるか

　2007年，米国児童青年精神医学会（AACAP）は児童・青年期双極性障害の評価，診断，治療のための最新の実践ガイドラインを発表した。その中で，児童・青年期の双極性障害を診断するとき，DSM-IV-TR の診断基準を厳守すべきであると主張したのである（McClellan et al., 2007）。期間の基準，すなわちエピソードの持続期間は軽躁病では少なくとも4日間，躁病では7日間という基準を守るべきであり，気分症状（基準A症状）については，高揚気分 elevated mood, 開放的な気分 expansive mood, または易刺激性 irritability が必要であるという DSM-IV-TR 基準を採用し，高揚気分がなく，易刺激性と情動反応（基準B）だけではさまざまな状態で起こり得るので，特異性を欠くと述べている。この理由は，気分の障害とするにはベースラインからの明らかな変化がなければならないからである。さらに，気分の障害においては，関連する精神運動症状，睡眠障害，および認知症状（基準B）が随伴すべきであると述べている。すなわち，成人で用いられている DSM-IV-TR 基準を厳密に守るべきとしたのである。

　2010年2月10日，DSM-5 のドラフトが発表された。そこでは，子ども特有の双極性障害の診断基準が示されることはなかった。すなわち，AACAP のガイドラインと同じく，子どもにおいても DSM-IV-TR の診断基準を使用することになったのである。しかし，DSM-5 ドラフトには，子どもの双極性障害にとっては大きな変化があった。第1章の「通常，幼児期，小児期，または青年期に初めて診断される障害」の項目に，Temper Dysregulation Disorder with Dysphoria（不快気分を伴う機嫌調節不全障害：TDD）という病名が新たに作られたのである（これは後に，Disruptive Mood Dysregulation Disorder：破壊的気分調節不全障害 DMDD という名称に変更になった。詳細は後述）。この障害は，通常のストレッサーに反応する重度で反復する不機嫌の爆発によって特徴づけられる。また，NIMH の Leibenluft らが提唱した SMD（Severe Mood Dysregulation）（Leibenluft et al., 2003）とかなり近い概念ということができるだろう。さらに，この診断名は小児双極性障害の濫用を防ぐために設けられたのだという。

　この TDD という概念を新たに設けたということは，Biederman らが主張する，「重度の非エピソード性の易刺激性 severe, non-episodic irritability」のみでは双極性障害とはせず，診断するには典型的な双極性障害の症状であるエピソード性の高揚したあるいは開放的な気分か，易刺激性といくつかの関連症状が必要であるとしたのである。

文　献

American Psychiatric Association : Diagnostic and Statistical Manual of Mental Disorders, 4th Edition Text Revision（DSM-IV-TR）. Washington, DC, American Psychiatric Association, 2000.

Axelson D, Birmaher B, Strober M et al. : Phenomenology of children and adolescents with bipolar spectrum disorders. Archives of General Psychiatry, 63 ; 1139-1148, 2006.

Biederman J, Faraone S, Mick E et al. : Attention-deficit hyperactivity disorder and juvenile mania: an overlooked comorbidity? Journal of American Academy of Child and Adolescent Psychiatry, 35 ; 997-1008, 1996.

Biederman J, Faraone S, Wozniak J et al. : Further evidence of unique developmental phenotypic correlates of pediatric bipolar disorder: findings from a large sample of clinically referred preadolescent children assessed over the 7 years. Journal of Affective Disorders, 82 (Suppl.1) ; S45-58, 2004.

Biederman J, Faraone S, Wozniak J et al. : Clinical correlates of bipolar disorder in large, referred sample of children and adolescents. Journal of Psychiatric Research, 39 ; 611-622, 2005.

Birmaher B, Axelson D, Strober M et al. : Clinical course of children and adolescents with bipolar spectrum disorders. Archives of General Psychiatry, 63 ; 175-183, 2006.

Findling R, Gracious BL, McNamara NK et al. : Rapid, continuous cycling and psychiatric comorbidity in pediatric bipolar I disorder. Bipolar Disorders, 3 ; 202-210, 2001.

Geller B, Williams M, Zimerman B et al. : Prepubertal and early adolescent bipolarity differentiate from ADHD by manic symptoms, grandiose delusions, ultra-rapid or ultradian cycling. Journal of Affective Disorder, 51 ; 81-91, 1998a.

Geller B, Warner K, Williams M et al. : Prepubertal and young adolescent bipolarity versus ADHD : assessment and validity using the WASH-U-KSADS, CBCL and TRF. Journal of Affective Disorder, 51 ; 93-100, 1998b.

Geller B, Craney JL, Bolhofner K et al. : Phenomenology and longitudinal course of children with a prepubertal and early adplescent bipolar disorder phenotype. In: Geller B & DelBello MP (eds.) : Bipolar Disorder in Childhood and Early Adolescence, pp.25-50, New York, The Guilford Press, 2003.

Goodwin FK & Jamison KR : Manic-Depressive illness: Bipolar disorder and recurrent depression, 3rd edition. New York, Oxford University Press, 2007.

Leibenluft E, Charney DS, Towbin KE et al. : Defining clinical phenotypes of juvenile mania. American Journal of Psychiatry, 160 ; 430-437, 2003.

Leibenluft E & Rich BA : Pediatric Bipolar Disorder. Annual review of clinical psychology, 4 ; 163-187, 2008.

McClellan J, Kowatch R, Findling R : Practice parameter for the assessment and treatment of children and adolescent with bipolar disorder. Journal of the American Academy of Child and Adolescent Psychiatry, 46 ; 107-125, 2007.

第Ⅱ部 | 症例呈示

第6章 症例呈示

　ここでは実際の7症例を提示しながら子どもの双極性障害について検討してみたい。先にも述べたが，症例を掲載することに関して，その主旨を十分に説明し，本人および保護者の同意を得た。また，症例の記載に際し，匿名性が保たれるよう十分に配慮した。

I　児童期に双極I型障害を発症し，成人期まで移行した女性例

[症例A］女性，初診時10歳2カ月，小学4年生
主症状：何も手につかず無言な時期と，過活動・多弁な時期を繰り返す
家族歴・生育歴：父親は会社員で，母親は専業主婦である。2人同胞の末

子で，2歳年上の姉がいる。元来，明朗活発で，勉強などきちんとする性格であった。友達も多く，発達障害の発達歴は認められない。精神科的遺伝歴はない。

現病歴：9歳7カ月（小学3年）時，感冒のため学校を休んだ後から口数が減った。勉強が遅れてしまうのではないかと執拗に不安を訴えていた。何も手につかずにボーとしたまま横になっている状態が1週間ほど持続して，その後自然軽快した。翌月も感冒のため3日間学校を休んだが，母親から見れば心配する必要もない勉強の遅れのことをくよくよ心配していたという。その後，特に誘因なく，ほぼ1カ月に1度の割合で，無言になり，食事をとらず，何もせずにボーッとしているエピソードを規則的に繰り返した。その間は，勉強や友達関係など，いつもであれば考えられないような些細なことをくよくよと考えることが目立った。

ところが10歳1カ月（小学4年）時には，上記症状に引き続いて，今までに見られないような過剰に元気な状態が出現した。朝早くから起き出して目まぐるしく動き回り，多弁で，高額の洋服を買ったり，長かった髪を誰にも相談せずにバッサリと切るなどの行動がみられた。このような高揚し，過剰に元気な状態が3週間持続した後，再び何も手につかずにボーッとした状態へ移行したため，10歳2カ月時に当科を受診した。

初診時所見：初診時は，無表情でボーッとしており，話しかけてもほとんど反応はないが，わずかな表情の動きを示して反応することもあった。ただ，ごく簡単な指示にはかろうじて従うことは可能であった。後に，初診時のことを質問すると，受診したことは覚えているが，詳細についてはほ

とんど回想できなかった。しかし，明らかな意識障害が存在したとは考えられず，亜昏迷状態を呈していたと考えられた。当初，山下（1989）の「若年周期精神病」も疑われたが，初潮前であることと明らかな躁状態が存在することから否定された。

治療経過：初診後，約5年間は周期が1年に4回以上の急速交代型を示した。11歳10カ月時に初潮が認められた後は，うつ病相は月経周期に一致することが多かった。その病像は，月経前1～2週前，特に誘因なく急激に口数が減り，食欲も低下し，食事にかなりの時間を要し，反応性も低下して，かすかに首を振って答える状態となった。抑うつ気分を訴えることは少なく，意志発動性の低下が強く，亜昏迷状態と考えられた。毎回ではなく数回に1度，うつ病相からの回復期に躁状態を呈した。その病像は，基本的には高揚的で開放的な気分状態であるが，思い通りにいかないと易刺激的，易怒的，情動不安定な状態となることが多かった。また，躁状態のときには，上機嫌かと思うと，イライラしたり，突然泣き出したりと，うつおよび躁双方の症状が混在する混合性エピソードを示すことも見られた。

薬物療法は，当初カルバマゼピンを使用したが，肝機能障害のため中止した。リチウムは無効であったが，バルプロ酸が奏効したため漸増していった。初診後6年目頃より，病相の振幅が軽度になり，周期が数カ月単位に延長し，月経との関連も消失した。バルプロ酸800mg／日をきちんと服用していると，周期もあまり目立たず，概ね安定した経過を示した。しかし，本人の意思で一度バルプロ酸の服薬を中止したところ，激しい躁状態が8カ月間持続したことがあった。

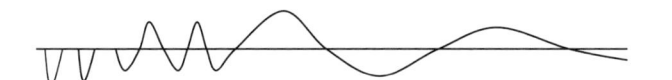

図6-1 症例Aの経過図

　現在，発症後17年が経過した。バルプロ酸800mg／日を服用し，軽度の周期はあるものの，アルバイトをきちんとこなし，概ね安定した状態を維持している。

考察：児童期に双極I型障害を発症し，成人期まで移行した症例である。詳細は後述するが，北海道大学病院精神科に現在通院中の双極性障害患者の中で，児童期から成人期までの長期間にわたって全経過を追えた唯一の症例である。このことからも，児童期に発症し，成人期まで移行する双極I型障害の症例はきわめて稀であると考えられる。

　その病像は，うつ状態では抑うつ気分はあまり目立たず，意志発動性の低下が顕著で，亜昏迷状態を呈した。躁状態では，基本的には高揚的で開放的な気分状態であるが，思い通りにいかないと易刺激的，易怒的，情動不安定な状態を呈することが多かった。また，うつおよび躁双方の症状が混在する混合性エピソードを呈するという独特な病像を呈した。発症当初，周期は月経周期に一致することが多かった。急速交代型の診断基準を満たすが，日内交代型の病像は示さなかった。双極I型障害の診断基準を満たし，COBY study（Axelson et al., 2006；Birmaher et al., 2006）の病像と概ね一致する（図6-1）。

Ⅱ ADHDの経過中に双極Ⅱ型障害を併存した男子例

[症例B] 男性，初診時7歳6カ月，小学2年生

主症状：多動，思い通りにいかないと癇癪をおこす

家族歴・生育歴：父親は50歳で会社を経営し，母親は41歳の専業主婦である。2人同胞の弟で，5歳年上の姉がいる。満期正常分娩。初期運動発達は正常であった。言葉の発達は若干遅れたが，2歳半ころから急速に言葉が発達した。反響言語や助詞の誤用などは認められなかった。3歳頃から多動が目立ち始めた。幼稚園では課題を落ち着いてやることができず，衝動的で，順番を待てずに他児を妨害したりした。他児と遊ぶことを好むが，一方的なため，集団行動には適応が困難であり，いつも保母が一人ついていた。

現病歴：小学校入学後，じっと席に座っていられない，授業中に立ち歩く，思い通りにいかないと癇癪を起こすことが目立った。また，集団活動の時には，人の意見を聞かずに，自分の考えを通そうとするため，他児とのトラブルが絶えなかった。そのため，小学2年時に当科を受診した。注意欠如・多動性障害（ADHD）と診断し，メチルフェニデート10mg／日を処方した。担任教師の熱心な指導もあり，多動や癇癪は減少していき，日常生活上の問題行動は次第に改善していった。経過中に，特に誘因なく1～2週間ほど不登校になったり，逆にイライラして他児とトラブルが急に増加する週がみられたりした。学校側の対応の改善と薬物療法により，状態は概ね安定したため，通院・服薬は小学5年で終了した。

ところが中学校に入学すると，非行グループと行動をともにすることが多くなり，家庭でも乱暴な言動が目立つようになっていった。また，非行グループの使い走りをさせられたり，集団で万引きをして補導されたりするようになった。

中学3年生の秋，特に誘因なく朝起きることができなくなり，学校へも行けなくなった。家にいても表情に乏しく，口数も減り，好きなゲームもできなくなった。食欲も減少し2カ月で4kg体重減少した。両親は怠けているのではないかと思っていたという。ところが翌年の2月から，一転して活動的になり，気分が高揚して浪費が激しくなり，夜遅くまで繁華街で遊び回るようになった。また，易刺激的で些細なことでいら立ち，勝手な時間に学校へ行っては友達と喧嘩をすることが絶えない状態になったため，両親に連れられて4年ぶりに当科を再診した。

受診時所見：受診時は上機嫌にしゃべりまくり，爽快な気分で誇大的であり，話の内容は次々に変わった。本人の話に合わせていると機嫌よく笑顔がたえない。意に添わないことがあると（例えば，服薬の必要性を説明したりすると）不機嫌になるが，診察室内では自制可能であった。現在の状態を説明することにより，自分でも過剰に活動的で，それをコントロールすることが難しいことを自覚し，服薬にはしぶしぶではあったが同意した。

治療経過：薬物療法としては，リチウム200mg／日，リスペリドン1mg／日から開始し，リチウム600mg／日，リスペリドン3mg／日まで漸増した。比較的速やかに落ち着きを取り戻し，約1カ月後には学校にも復帰することができた。治療開始3カ月後には，ほぼ本来の状態に回復し

たため，リチウム 600mg ／日を維持量とした。

　その後，定時制高校に合格し，日中は父親の経営する会社のアルバイトをしながら通学している。周囲の手厚い協力を得ながら，現在までかろうじて適応している。また，うつと躁の周期は毎年秋から冬にかけてうつ状態が出現し，春先に軽躁状態となることを繰り返している。リチウム 600mg ／日は現在も服用中である。

　病像はうつ状態では気力低下や集中力低下などの抑制症状主体で，抑うつ気分は目立たない。躁状態では，高揚気分や誇大気分もみられるが，易刺激的・易怒的な傾向が強い。急速交代型，日内交代型は示さなかった。

　中学 3 年生のときに行った心理検査では，WISC-III で全 IQ 73（言語性 IQ 80，動作性 IQ 71）であり，言語性評価点は 1〜12，動作性評価点は 2〜13 と下位項目間におけるばらつきが顕著であった。いわゆる SCAD プロフィールの特徴とされる「記号探し」「符号」「算数」「数唱」の評価点が低い傾向がみられる。群指数に関しては処理速度が他の群指数と比べて有意に低かった。

考察：児童期から ADHD で通院していたため，早期の受診につながり，治療もスムーズに行われたケースである。青年期に初めて受診した場合など，ADHD の徴候は痕跡を残すだけになっており，うつ状態は不登校，不適応，怠けなどに，軽躁状態は非行，パーソナリティの問題などに誤解されていた可能性がある。

　病像は，うつ状態では気力低下や集中力低下などの抑制症状主体で，抑うつ気分は目立たなかった。躁状態では，高揚気分や誇大気分は出現する

が比較的少なく，易刺激的・易怒的な傾向が強かった。急速交代型や日内交代型は示さなかった。

また，本症例の小学生時代の病歴をもう一度詳しく読み返すと，小学3年生頃から，特に誘因なく1～2週間ほど不登校になったり，逆にイライラして他児とのトラブルが急に増加する週がみられたりするのである。現時点で検討してみると，不登校になった時期はうつ状態，他児とのトラブルが頻発する時期は軽躁状態と考えることが可能であった。周期は急速交代型に当てはまる。当時は主治医に双極性障害の認識が乏しかったため，見逃していた可能性が高いと考えられる。

Ⅲ　SSRIによるactivation syndromeを契機に双極性障害が顕在化した女子例

[症例C] 女性，初診時14歳1カ月，中学2年生
主症状：抑うつ気分，意欲減退，自殺念慮
家族歴・生育歴：父親は45歳の会社員で，母親は44歳の専業主婦。両親とCと妹（12歳）の4人暮らし。満期正常分娩。初期運動発達は正常であった。言葉の発達に問題は認められなかった。幼稚園では友達は少なく一人遊びを好み，集団活動は可能であるが消極的であった。祖母が双極Ⅱ型障害で外来通院中である。
現病歴：小学5年生までは，友達は少ないものの，成績は良好で，特に問

題は認められなかった。小学6年生（11歳）の2学期より，特に誘因なく，朝腹痛が出現して起きることができず，学校へ行けなくなった。

　中学に入学して登校を開始したが，5月頃から，再び朝腹痛が出現して起きることができず，不登校となった。家で生活していても，調子のよい時期と終日横になっている時期が繰り返されていたという。中学2年の4月（13歳）には，抑うつ気分，意欲減退，食欲不振，不眠，自殺念慮が出現し，近医心療内科を受診した。うつ病と診断され，フルボキサミン（fluvoxamine：FLV）50mgが開始されたが，抑うつ症状に明らかな改善はなく，2カ月後にFLVを衝動的に大量服薬し，当科を紹介された。

初診時所見：質問には小声で応答し，返答に時間を要する。表情は乏しく，ほとんど笑顔はみられない。自殺念慮は初診の時点でも存在した。しかし，今回のエピソードは本当に死のうと思って大量服薬したわけではなく，朝の腹痛がつらくて衝動的に数日分の薬をのんでしまったと述べた。趣味もまったく楽しめず，好きな音楽を聴くことも億劫であるという。食欲も減退し，睡眠も寝付きが悪く，早朝覚醒も認められた。重症の大うつ病性障害と診断した。入院をすすめたが，本人および家族の強い希望で外来通院から始めることになった。自殺念慮が強くなったり，状態が悪化する場合には入院することを約束した。

治療経過：外来ではFLVを25mg／日から漸増していった。1週後よりFLV 50mg／日に増量したところ，2週間目頃から少し元気になってきたと述べた。4週目よりFLV 75mg／日に，6週目よりFLV 100mg／日まで増量した。気分は改善してきたが，むしろ寝つきが悪くなったと述べたため，

7週目にトラゾドン25mgを追加したところ,不眠は改善し,抑うつ気分や気力低下もさらに改善し,診察室でも笑顔がみられるようになってきた。

ところが,8週目頃から,気力にあふれ,さまざまなことに手を出し,「何かをしたくてじっとしていられない状態」となった。同時に眠らなくても元気で,高揚した気分が続いた。軽躁状態と判断し,FLVの減量,トラゾドンの中止,バルプロ酸100mg／日の追加を行った。しかし,その後も,じっとしていられない状態は強まり,落ち着きなく動き回るようになった。また,感情を抑えることができずに,泣いたり笑ったりと,抑うつ気分と同時に高揚気分を呈した。さらに,易刺激的,易怒的になり,イライラして大声を出すなど情動不安定な状態が強まった。混合状態と判断し,当科に医療保護入院となった。

入院後経過：入院後も1日のうちで短時間に躁状態とうつ状態が交代して出現したり,躁・うつ双方の症状が混在した病像を呈し,混合性エピソードと診断した。日内交代型の病像ということもできるだろう。評価尺度においては,ハミルトンうつ病評価尺度(HAM-D)20点,ヤング躁病評価尺度(YMRS)22点と躁・うつ双方の症状を示した。

抗うつ薬をすべて中止し,バルプロ酸を漸増し,さらに不眠に対してクエチアピンを追加した。経過中に一度だけ「スタッフや他患が自分の悪口を言っている気がする」と被害念慮を述べたことがあったが,気分に一致した症状と判断した。入院2週間後にバルプロ酸600mg／日,クエチアピン50mg／日に増加した頃から,徐々に情動の安定がみられ,睡眠も十分にとれるようになった。入院1カ月後に外出を行ったところ,一時的に情

動が不安定になったため，バルプロ酸800mg／日に増量したところ，ほぼ本来の状態に回復した．その後，外出や外泊を繰り返して，約2カ月で退院となった．

退院後もバルプロ酸800mg，クエチアピン50mgを服用し，通信制高校に通学した．現在は軽度のうつ状態と躁状態の周期を年に数回繰り返しているが，アルバイトができるまでに回復した．軽躁状態の時に，易刺激性，活動性の亢進，焦燥感，希死念慮など，うつと躁双方の症状が混合した状態を呈することがある．

入院中に行った心理検査では，WISC-IIIで全IQ 101（言語性IQ 99，動作性IQ 103）であるが，下位項目間でのばらつきが目立った．言語性検査では「単語」「理解」は良好であるが，「算数」「数唱」が低かった．動作性検査では，「符号」「積木模様」「組合せ」は良好であるが，「絵画配列」の極端な低下がみられた．言語理解や処理速度に優れているが，注意記憶に問題がみられ，特に状況の読み取りがスムーズにできない可能性が認められた．

考察：抗うつ薬（SSRI）によるactivation syndromeを契機に双極性障害が顕在化した症例である．入院時の状態は，1日のうちで短時間に躁状態とうつ状態に交代したり，躁・うつ双方の症状が混在した病像を示す混合性エピソードを呈した．抗うつ薬（SSRI）によって双極性障害が誘発されて出現した症例と考えられる．その後の経過においても，年4回以上の周期をもつ急速交代型で，うつ状態と躁状態の周期を繰り返した．現在はアルバイトができるまでに回復したが，軽躁状態の時に，易刺激性，活動性の

亢進，焦燥感，希死念慮など，うつと躁双方の症状が混合した状態を呈することが特徴である。

Ⅳ 双極Ⅱ型障害を併存したアスペルガー障害の女子例

[症例D] 女性，初診時12歳6カ月，中学1年生
主症状：不登校，気分の落ち込み
家族歴・生育歴：両親ともに公務員（父親48歳，母親38歳）である。両親とDの3人暮らし（一人っ子）。乳児期はおとなしく手がかからず，人見知りは目立たず，母親の後追いも少なく，愛着行動の乏しい子であった。始語は1歳前であり，2歳から保育園にあずけられた。保育園では一人遊びを好み，絵本ばかり見ていた。集団活動は外から見ていることが多かった。お菓子のおまけの人形の収集癖があり，机の中の物の配置にこだわりがあったという。
現病歴：元来の性格は，真面目で何事もきちんとしなければ気がすまないところがあった。小学校入学後，持ち前の正義感から友達の不正や怠けを許すことができずに指摘するため，次第に友達が離れていった。友達とのコミュニケーションや集団活動がうまくいかず，保健室で過ごすことが多かった。小学4年生の時には，女子全員から無視されるというエピソードがあり，一時不登校になった。

小学5年生の2学期初旬，特に誘因なく2週間ほど気分が高揚し，種々の

クラスの役割に口出ししたり，睡眠時間も1～2時間となり，さまざまなことに手を出したりするようになった。家ではイライラしやすく母親との喧嘩が頻回となった。その後，嘔気や頭痛のため朝起きることができず不登校となった。家でも何もする気が起きず，横になってばかりいたという。小学5～6年はこのような軽躁状態およびうつ状態のエピソードが年に4～5回繰り返された。

中学は私立の女子中学へ入学した。入学直後から気分が高揚し，クラス委員長に立候補した。毎晩大きな声で一人で歌を歌ったり踊ったりして，睡眠時間も短かった。しかし，同級生とは話が合わず，友達はできなかった。5月のゴールデンウィーク後，抑うつ気分，意欲低下，倦怠感，希死念慮が出現し，不登校となった。母親に「死にたい」と訴えたところ，「そんなことできないくせに」と言われ，自宅2階から飛び降りて腰椎を骨折した。整形外科での骨折治療後，当科を紹介され入院となった。

初診時所見：質問に対してきちんと返答し，状況を的確に伝えることが可能であった。ただし，話し方が過剰に丁寧で，必要以上に慇懃であった。気分はまだ少し抑うつ的であり，家にいても好きなことも楽しめないと述べる。気力も低下しており，疲れやすい。睡眠は寝つきが悪く，途中で目が覚め，朝起きるのがつらい。食欲も低下しており，2カ月で2kgの体重減少が認められた。全体としては軽度の抑うつ状態を呈していた。

友達関係については，母親によれば，相手の気持ちを配慮せずに厳しく指摘するために皆から敬遠されていると述べるが，本人は自覚に乏しい。自宅の2階から飛び降りたことに関して深刻味はなく，「この高さなら飛び降りても大丈夫だと思った」と述べる。

治療経過：入院後，病棟生活には一見速やかに適応したように思われた。他患との積極的な交流も見られ，過剰適応の印象も認められた。抑うつ状態は入院直後に消失し，むしろ活動性の亢進，多弁，気分の高揚，派手な化粧などが見られた。病歴聴取により双極性障害が疑われたためリチウムを開始し，600mg／日まで漸増した。不眠に対してクエチアピン 25mg を加えた。

　入院1カ月ほどで軽躁状態は改善し，気分は安定していった。ところが，病棟生活では他患に対する配慮に欠けた言動が見られ，一方で他患からの言葉をストレスに感じたりと，対人関係のスキルの未熟性が認められた。これらの問題はパーソナリティの問題というより，背景に存在する広汎性発達障害による「他者の気持ちが読めない」「字義通りの正義感」「相手の立場に立って考えられない」ことが大きいと考えられた。

　入院中，両親の離婚が決定したが，本人には特に動揺は認められなかった。ただ，母親に対しては一貫して依存と反発の両価性が認められ，易刺激的・易怒的で，情緒不安定な状態を呈した。病棟では他患とのトラブルや母親との葛藤からしばしば嘔気や過呼吸などの身体症状が認められたが，次第に安定していった。入院3カ月で気分は概ね安定したため退院となった。

　退院後，中学に復帰したが，友達関係がうまくいかず，教室へは入れない状態が続いた。養護教諭との関係は良好であり，保健室登校を続けた。現在は通信制高校に通いながら，アルバイトを試みているが，長期間続けることはできていない。

　入院中に行った心理検査では，WISC-III で全 IQ 96（言語性 IQ 108，

動作性 IQ 83) と有意に言語性が高かった。群指数では言語理解が非常に高く，知覚統合が著しく低い。言語能力は高いが，視覚・空間認知は不得意で，一度に多くの情報を処理する「同時処理能力」に弱さが認められた。P-F スタディでは，ストレス場面で常識的に反応することは可能であるが，不適切な状況の理解も見られた。例えば，「お誕生日に呼んであげないわよ」に対して，「どうして？ せっかく君が生きれたことを祝うのに，祝ってもらえなくていいの？ 1人でも多くの人に祝ってもらえたら幸せじゃない」と答えるなどである。

　診断は双極 II 型障害であるが，生育歴，心理検査，入院時の様子を総合して判断すると，アスペルガー障害が背景に存在すると考えられた。

考察：生来性のアスペルガー障害をもつ女児に，小学5年生から躁とうつの気分変動が出現しはじめ，中学入学後に明らかな双極性障害が顕在化した症例である。うつ状態および軽躁状態は比較的定型的であるが，病相回数は急速交代型の基準を満たした。病棟では明らかではなかったが，家では母親に対して易刺激的・易怒的で，情緒不安定な状態を呈した。入院治療と気分安定薬のリチウムによって双極性障害は概ね安定が得られた。

　しかし，さまざまな問題行動，対人関係の拙劣さ，対人スキルの未熟さは，背景に存在するアスペルガー障害が影響している可能性が高かった。その上に気分の変動が重なってより顕著に特徴が表れていると考えられた。今後は彼女の対人関係や社会性の問題を広汎性発達障害の特性として理解し，対人関係の経験を蓄積しながら，その特徴に肯定的に付き合っていく必要があると考えられた。

V ADHD治療中に
日内交代型の双極性障害の病像を呈した男子例

［症例E］男性，初診時8歳9カ月，小学3年生
主症状：多動，授業中に教室から飛び出してしまう，感情のコントロールが困難

家族歴・生育歴：初期運動発達に遅れはみられなかった。人見知りは目立たなかった。言葉の遅れ，反響言語，助詞の誤用などはなかった。1歳半健診でも問題は指摘されなかった。しかし，母親は幼少時より，多動で落ち着きがなく，思い通りにいかないと癇癪を起こす傾向に気づいていた。Eが2歳頃より，父親から母子ともに暴力を受け，母親はうつ病で精神科に入院し，Eは一時養護施設に預けられた。その後両親は離婚し，現在母子および母方祖母との3人暮らしである。幼稚園でも多動で，落ち着きなく，順番を待てず，衝動的で，思い通りにいかないと他児に暴力を振るったりすることが目立った。Eは他児と遊ぶことを好むが，一方的なため，友達からは敬遠され，集団行動に不適応を示した。一人でいるときは，アニメのキャラクターにこだわりがあり，その絵ばかり描いていた。

現病歴：小学校入学後，多動で落ち着きなく，席に座っていられない。面白くないと，授業中教室を飛び出してしまうことがしばしば認められた。退屈すると，前の席の子の頭を叩いてしまったりするようになった。一方，イライラすると，我慢できずに自傷をしてしまうこともあった。

　母親によれば，小学2年時，担任教師に反抗的な態度を示すため，担任

教師から頭を叩かれたり,足を蹴られたりという体罰や暴言を受けたという。2学期頃から,突然体罰を受けた情景が頭の中に浮かぶようになり,激しくおびえて,自分の頭を何度も叩いたり,太ももを引っ掻いたり,頭を壁に打ち付けたりすることがみられるようになった。それにともない多動で落ち着きがないところや教室を飛び出してしまうことが著しくなっていった。母親が児童相談所へ相談したところ,体罰による外傷後ストレス障害(PTSD)の可能性を指摘され,小学3年生の5月に当科を初診した。担任教師は小学3年より交代した。

初診時所見:140cm,50kgとやや肥満体型である。初対面の医師に対しても,あまり緊張感はなく,親しげに話しかけてくる。母親が話し出すと,たちまち注意がそれて,机の上の物を触ったり,立ち歩こうとする。母親と話している間に絵を描いてもらうと,集中して何枚もの非常に精巧で上手な絵を描いた。

ADHD Rating Scale(ADHD-RS)では,不注意得点22点,多動・衝動性得点26点と高く,不注意項目では4項目が「非常にしばしばある」,5項目が「しばしばある」であり,多動・衝動性項目では,8項目が「非常にしばしばある」,1項目が「しばしばある」であった。

治療経過:まず,新しい担任教師,教頭および母親を交えて対応の方法を検討した。主治医からEの状態を説明し,共通の理解のもとで,学校全体で対応を統一していくこととした。また,教頭が空いている時間に可能な限りEについて見守ることになった。その結果,同級生に対する暴力行為はほとんどなくなり,教師に対する安心感が増して,フラッシュバック様

の不安・不穏状態も消失した。

　ところが，教頭が不在時に教室からの飛び出しがむしろ増加し，安全の確保が困難な状態になったため，薬物療法としてメチルフェニデート18mg／日を開始した。その結果，教室からの飛び出しが減少し，27mg／日に増加したところ，教室からの飛び出しはまったくなくなり，席に座っていることができるようになった。

　しかし，母親は「行動は改善したが，本来のEではない気がする」と述べた。服薬2カ月後ころから，イライラ感が出現し，些細なことで落ち込んだり，気分が高揚したりする。家ではむしろ退行し，母親にべたべた甘えてくる。診察室では絵を何枚も描くのが好きだったが，1枚も描かなくなってしまった。

　小4になり，信頼していた担任と教頭が転勤し，さらに不安定になることが多くなった。イライラして激昂したり，逆に落ち込んだりすることが目立った。1日の中で感情が激変するようになり，高揚して誇大的なことを言ったり，イライラして暴力的になったり，特に誘因なく急激に落ち込んでメソメソと泣き出したりするようになった。家でも退行が激しくなり，高揚して大声で歌を歌ったかと思えば，急に死んでしまいたいと言い出して，包丁をもち出すことも見られるようになった。またそれらが混合した状態も認められるようになった。

　明らかなうつ状態と躁状態の急激な交代，および混合状態が認められると判断し，小4の5月からメチルフェニデートを中止し，バルプロ酸200mgを開始し，400mgまで漸増した。その結果，3週間後には気分は明

らかに安定して，穏やかになった。うつ状態や躁状態，あるいは混合状態は認められなくなり，母親は「久しぶりにE本来の姿に戻った」と述べた。診察室でも生き生きとした表情になり，再び好きな絵を何枚も描くようになった。

ところが，気分は安定したものの，多動，落ち着きのなさ，席に座っていられない，他児への暴力，教室からの飛びだしはまったく元に戻ってしまった。この時点で気分は概ね安定したと判断し，バルプロ酸を中止し，メチルフェニデート27mg／日に変更した。その後，現在まで気分は安定した状態を維持しており，うつ状態，躁状態，あるいは混合状態は出現していない。また多動，落ち着きのなさ，教室からの飛び出しなどの注意・多動・衝動性においても概ね安定した状態が続いている。

経過中に行った心理検査の結果は，WISC-IIIは全IQ 87（言語性IQ 82，動作性IQ 94）であるが，下位項目間のばらつきが顕著であった。群指数では言語理解86，知覚統合103，注意記憶65，処理速度72と，言語理解や知覚統合に比べて注意記憶が有意に低い。また，いわゆるSCADプロフィールの特徴とされる「記号探し」「符号」「算数」「数唱」の評価点が低い傾向がみられる。

診断は双極性障害であるが，うつ状態および躁状態の持続期間を考慮すると，特定不能の双極性障害に該当する。生育歴，心理検査，面接時の様子を総合して判断するとADHDは明らかに存在する。また社会性の障害，コミュニケーションの障害，こだわり行動も存在し，アスペルガー障害の診断基準に該当する。

考察：本症例が米国のグループが報告している子どもの双極性障害の典型例と考えられる。病像は，1日のうちでもうつ状態と躁状態が急速に交代する日内交代型，あるいは躁・うつ双方の症状が混在する混合状態など独特の状態を呈する。うつ状態および躁状態の持続期間は短いため，DSM-IV-TR 診断では，特定不能の双極性障害の診断となる。躁状態では，高揚気分や誇大性が認められることもあるが，むしろ易刺激性，易怒性，情緒不安定な状態が主である。

本症例においては，母親がうつ病という遺伝歴があり，父親からの暴力および両親の離婚という家族機能の障害が存在し，生来性の ADHD およびアスペルガー障害をもち，メチルフェニデートを服用していた。また，学校では担任教師からの体罰・暴言行為があり，直前には信頼していた教師との離別体験が存在した。これらの諸条件が相互に関連して，急速交代型（日内交代型）で躁・うつ混合状態という独特の病像を呈したと考えられる。治療としてはバルプロ酸が奏効し，比較的速やかに安定が得られた。しかし，メチルフェニデートを中止したとたんに，多動，落ち着きのなさ，衝動性は再燃したため，現在は再びメチルフェニデートを服用して，安定した状態が得られている。

Ⅵ　SSRI投与後，混合状態を呈した広汎性発達障害の女子例

[症例F]　女性，初診時8歳3カ月，小学3年生

主症状：不眠，食欲低下，気力減退，イライラ感

家族歴・生育歴：初期運動発達は正常。言葉の発達はやや遅れ，始語は2歳で，3歳前には二語文が出現した。反響言語や，助詞の誤用は認められなかった。人見知りはなく，一人遊びを好み，手がかからなかった。幼稚園では集団行動には入れなかった。多動のため保母からADHDを指摘されたが医療機関は受診していない。年子の妹の方がよく喋り，口げんかでも勝てなかった。妹の後をついてまわり，妹の友達と遊ぶことが多かった。順番に対するこだわりがあり，思い通りにいかないと地団駄を踏み，失禁してしまうことが見られた。母親がFを出産後，産後うつ病に罹患し，通院歴がある。

現病歴：小学校入学後も友達ができずに孤立傾向が目立った。何か行動をするときに順番に対してこだわりがあるため，行動が遅く，集団行動についていくことが困難であった。小2の2月，友達から無視されたり，仲間はずれにされたことから，頭痛や腹痛が生じて不登校になった。小3でクラス替えがあったが，登校できなかった。朝登校しようと身支度をしているときに，順番通りにならないとパニックになり，頭を抱え込んで泣き騒いだり，ボーッとして行動が止まってしまい，結局登校できない状態が続いた。次第に，食欲も低下し，体重も減少した。翌日のことを考えると寝つきが悪く，夜中に目が覚めるようになった。日中家にいても，何も手に

つかず，ボーッとしていることが目立つようになった．また，妹が遊ぼうとすると，イライラして暴言や暴力を振るったりすることもみられた．そのため小学3年の4月末に当科を初診した．

初診時所見：初診時は，表情に乏しく，じっとうつむいていることがほとんどであった．話しかけてもかすかに肯いたり，首を振って答えるのみで，発語はなく，亜昏迷状態に近い病像を呈した．睡眠障害（入眠障害，中途覚醒），食欲低下，体重減少，気力低下，集中力低下，興味・喜びの減退，イライラ感などの抑うつ症状が認められ，重症の大うつ病性障害と考えられた．背景には広汎性発達障害が存在すると推察された．入院治療が必要な状態と考えられたが，本人・家族の強い希望で外来通院から始めることとした．

治療経過：薬物療法としてセルトラリン25mg／日を処方した．抗うつ薬は奏効し，服用初日から睡眠がとれるようになり，服用3日後から食欲も出てきた．1週間後に来院したときは，表情が明るくなって笑顔もみられるようになり，質問に対しても返答することが可能となった．特に副作用もみられないため，翌週から50mg／日に増量した．

　セルトラリンはこだわり行動にも奏効し，朝の順番へのこだわりがなくなり，久しぶりに学校へ行くことが可能となった．放課後，友達と遊んで帰ってくることも見られるようになった．家でも楽しそうに妹と遊ぶ姿が見られるようになった．

　ところが4週目より（セルトラリン50mg／日），高揚した多弁で活動的な時期を1週間過ごした後，5週目頃よりイライラして泣き騒いだり，抑

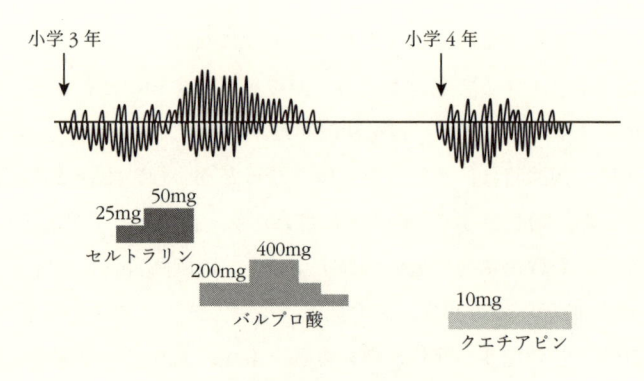

図6-2 症例Fの病像の変遷と薬物療法

制を欠いて,大きな声で笑ったり歌ったり,落ち着きがない状態が出現するようになった。気分は高揚したり,急激に落ち込んでメソメソと泣き出したり,イライラして妹に暴力を振るったり,奇声をあげたり,きわめて不安定な状態となった。また,退行して,赤ん坊のように母親に甘え,幼児語を使うようになった。診察室でも幼児語を使い,赤ちゃんが使うおもちゃで遊び,思い通りにいかないと泣き騒いだり,妹を叩いたりする場面が認められた。

躁状態および混合状態と判断し,セルトラリンを中止し,バルプロ酸200mgから開始し,翌週に400mgまで増量した。基本状態は躁状態であるが,うつ状態と急速に交代したり,躁状態にうつ成分が混入する混合状態と考えられた。バルプロ酸服用後2週間目頃から次第に情動は安定し,退行も徐々に改善していった。バルプロ酸服用後約2カ月で,ほぼ本来の

状態に回復した。登校も可能となり，学校生活も楽しめるようになった。朝の順番へのこだわり行動も軽減したまま安定した。バルプロ酸は5カ月間服用したが，軽度の肝機能障害が生じたため中止した。ちょうどその時期に父親の勤務の都合で転居し，小規模校に転校したところ，問題なく通学できるようになったため，一旦治療は終了となった。

状態が安定していたときに施行した心理検査では，WISC-III の結果は，全 IQ 90（言語性 IQ 95，動作性 IQ 86）であり，下位項目間のばらつきが認められた。群指数では言語理解，処理速度に比して，注意記憶が有意に低い。動作性検査では「絵画配列」が低く，視覚的に状況を捉えることの困難さが見られた。P-F スタディでも，状況や相手の意図を把握することが難しい様子が見られた。生育歴，心理検査，面接時の様子などを総合的に判断すると，広汎性発達障害（アスペルガー障害）と診断することが可能であった。不注意・多動傾向も認められるが，広汎性発達障害の症状として理解すべきと考えられた。

小学4年生の4月，クラス替えがあり担任も交替した。新学期が始まって1週間後から，新しいクラスにもなじみ，担任とも信頼関係ができたのだが，学校へ行こうとすると不安が高まり，泣き出したり，イライラしたり，うつむいたまま動かなくなってしまうようになった。学校を休んで家にいても，何も手につかずに，家の中を落ち着きなくうろうろと歩きまわってしまう。夕方以降になると，気分は高揚して大声で笑ったり，退行して赤ん坊のように母親に甘えたりする。些細なことで激昂し，妹を叩いたり，奇声をあげたりするという。そのため半年ぶりに再来した。

再来時の状態は，表情に乏しく，話しかけても返答はなかった。寝つきが悪く，夜中に何度も目が覚めるという。食欲も低下し，体重も減少した。基本状態はうつ状態であるが，夕方以降の高揚した状態を考えると，躁成分の混在する混合状態とも考えられた。母親が妊娠中で，もうすぐ出産のため入院することも不安を喚起していると考えられた。

　クエチアピン10mg／日を開始したところ，次第に情動は安定し，退行も改善していった。クエチアピン開始2カ月後から登校が可能となったが，登校の準備に時間がかかり，遅刻して登校している状態である。帰宅後は疲れて元気がなく，食事に長時間を要する。思い通りにいかないと癇癪を起こしたり，妹に八つ当たりすることは，程度は軽くなったもののいまだに続いている。

考察：本症例は，生来的に広汎性発達障害（アスペルガー障害）をもつ女児が，学校場面におけるいじめなどのストレスから不登校となり，さらに大うつ病性障害に発展して受診したケースである。うつ状態は亜昏迷状態に近い重度の病像を呈した。抗うつ薬SSRIによる回復過程において，躁状態および混合状態を呈した。その際の病像が，1日のうちでもうつ状態と躁状態が急速に交代する日内交代型，あるいは躁・うつ双方の症状が混在する混合状態を呈した。バルプロ酸の投与によりほぼ寛解状態となり治療を終了したが，半年後に環境の変化というストレスから，うつ状態が再燃した。この時の状態も，基本状態はうつ状態であるが，夕方以降は躁成分が混在する混合状態と考えられた。非定型抗精神病薬のクエチアピンにより概ね安定した状態が得られたが，まだ軽度のうつ状態が続いており，

イライラ感や癇癪なども見られている。
　児童期における躁状態は，急速交代型（日内交代型），および躁・うつ双方の症状が混在する混合状態という独特の病像を呈しやすいことを示す症例と考えられる。背景にある広汎性発達障害が，その病像をさらに修飾している可能性も考えられた。

Ⅶ　月経周期に一致した病期を示し，幻覚・妄想状態を呈した女子例

[症例G] 女性，初診時12歳7カ月，小学6年生
主症状：気分が落ち込み，被害的になる時期と高揚気分・過活動の時期を繰り返す
家族歴・生育歴：父親は自営業をいとなみ，母親も経理を担当している。2人同胞の長子で，2歳年下の弟がいる。初期運動発達，言語発達に問題はなかった。幼少時，多動ではないが，手足をそわそわ動かしたり，もじもじしたりすることが目立った。集団行動には問題なく，明朗・活発で友達も少なくなかったが，忘れ物をしたり，物をなくすことが多かった。こだわり行動は目立たなかった。精神疾患の遺伝歴はない。
現病歴：小学校入学後，多動性・衝動性は認められないが，①文字の書き間違いが多く，②課題を順序立てることができず，結局仕上げられない，③他人の世話をしきりにするが，自分のことができない，④テスト前でも

他のことが気になり集中できない，⑤手先が不器用で，彫刻刀や針でよく怪我をする，⑥忘れ物が多い，⑦提出物を出さない，⑧準備をギリギリまでしない，⑨整理整頓ができない，などが目立った。しかし，もち前の明るさで，友人関係は良好であった。上記の症状も，年を経るごとに軽くなり，次第に生活には大きな支障はなくなっていった。小学6年の5月に初潮が発来した。初潮発来後，月経周期は定期的であり，気分の変動も認められなかった。

　小学6年生の12月，月経予定日の3日ほど前から，急に元気がなくなり，外出せずに自室に閉じこもりがちになって，学校を休んだ。母親が理由を聞くと，学校で友達から言われた些細な冗談を気にして，「皆が自分をバカにしている」と涙ぐんだ。寝つきが悪くなり，夜中に何回も目が覚め，食欲も低下した。口数が減って，話しかけても応答が遅いことが目立った。月経開始後も同様の状態が続いたが，月経終了後，急速に落ち着いて本来の状態に回復し，登校も普通にできるようになった。

　翌年の1月，再び月経予定日の3日前から，再びボーッとして不活発な状態となり，口数も少なくなって，食事もとらず，夜も眠らない状態となった。前回と同様に友達から言われたことを気にして「皆が自分を責める」と述べたり，物音にびくついて，「近所の人が自分の悪口を言っている」「自分をバカにする声が聞こえる」と，不安そうに戸外をうかがう行動が見られた。この時も月経終了と同時に元気を取り戻し，本来の状態に戻ったが，その数日後より多弁で，過剰に活動的になり，イライラして親に当たり散らしたり，化粧をして街に遊びに出かけたりするようになった。

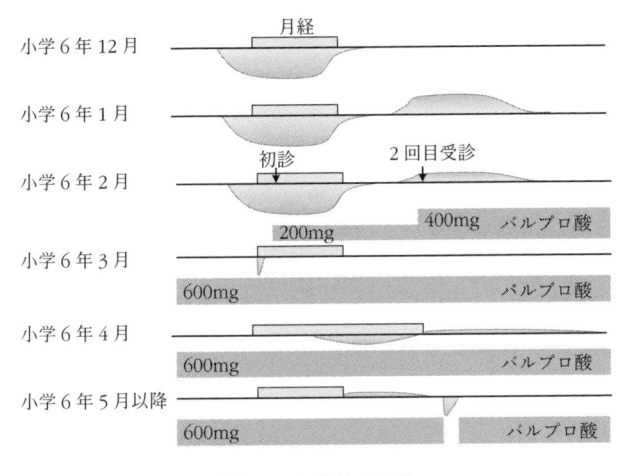

図6-3 症例Gの経過

これまで化粧などしたことがなかったので両親も驚いたという．高揚した状態も2週間ほどで次第に安定していった．

翌2月，再び月経予定日の前日から，突然黙り込んでしまう状態となり，何を聞かれても答えられず，物音におびえ，夜も眠らない状態となったために当科を受診した．

初診時所見：初診時は月経開始後であったが，母親に抱えられるように入室し，表情が乏しく，うつむきがちであった．質問には返答に時間がかかり，小声でようやく答える状態であった．困っていることはと問うと，時間をかけて「皆が自分をバカにする」と述べ，「自分を責める男子と女子の

声が聞こえる」と答えた。初診時の印象としては、さまざまな異常体験の背景にはうつ状態が存在すると考えられた。被害念慮は、罪業的、自責的であり、幻聴の内容も皆が自分のミスを責めるという内容であった。これまでの病期のことも概ね追想可能であり、意識障害というよりも亜昏迷状態と考えられた。若年周期精神病か月経周期に伴う躁うつエピソードかは、初診の時点では判断は困難であった。薬物療法としてバルプロ酸200mgから開始した。また、DSM-IV-TRの注意欠如・多動性障害（ADHD）の診断基準に従うと、不注意項目を8項目、多動・衝動性項目を1項目満たしており、これまでの発達歴・生育歴を総合して判断すると、ADHDの不注意型と診断することが可能であったが、初診の時点では軽度の症状が持続するのみであった。気分の変動が出現したときから現在に至るチャート「気分・睡眠・活動記録表」（図6-4）を書いてきてもらうことにした。

治療経過：1週間後に来院した時は、月経終了後であり、上機嫌で高揚した状態であるが、待ち時間が長いことに少しいらだっていた。年齢に不似合いな化粧をしており、小学生とは思えない派手な服装であった。診察者に対しては、満面の笑みを浮かべながら機嫌よく話し続けた。何でもできるような開放的でやや誇大的な言動もみられた。母親の印象としては、薬物療法のせいか、前回ほどイライラ感は激しくなく、親に当たり散らすことはなかったと述べた。バルプロ酸を漸増していき、600mgを維持量とした（血中濃度40〜50μg/ml）。状態像は軽躁状態と思われた。

翌月の月経初日に、突然悲しくなって泣き出したことがあったが、短時間で回復し、その他は月経前後に問題はなかった。泣き出したのは、ふと

皆に責められている感じがしたからであったが、ほんの一瞬のことだったと述べた。母親の話では、この1カ月は本来の状態よりもほんの少し上機嫌な状態（母親いわく105％くらい）で経過したという。明らかなうつ状態も躁状態も認められなかった。

翌月の月経は不正出血が2週間ほど続いたため、気分が落ち込み悲しくなり、気力が低下して食欲がない状態が1週間持続し、2日間学校を休んだ。被害念慮や幻聴は見られなかったという。

その後の経過は、バルプロ酸をきちんと服用している間は、ほんの少し上機嫌な状態で経過し、うつ状態は認めなかった。生活にまったく支障はない状態であった。しかし、バルプロ酸をのみ忘れると、月経周期に無関係に、気分の落ち込み、気力低下、食欲不振がみられるため、のみ忘れに気がつくという。

バルプロ酸は2年間のみ続けた。次第にのみ忘れても落ち込むことがなくなり、ほんの少し上機嫌な状態も消失し、安定した本来の自然な状態が続いた。ADHDについては、依然として忘れ物やミスは時々あるものの、生活に大きな支障はないことから、積極的な治療は行うことはせず、何かあればその都度相談していくことになった。その後、本人および家族と話し合い、今後の再発の可能性も確認した上で、バルプロ酸を漸減中止した。現在は母親だけが、数カ月に一度状況報告のために来院しているが、安定した状態が維持されている。

考察：幼児期よりADHDの不注意型を呈していたが、初診の時点では軽度の症状が持続するのみであった。小学6年生の12月より、月経周期に一

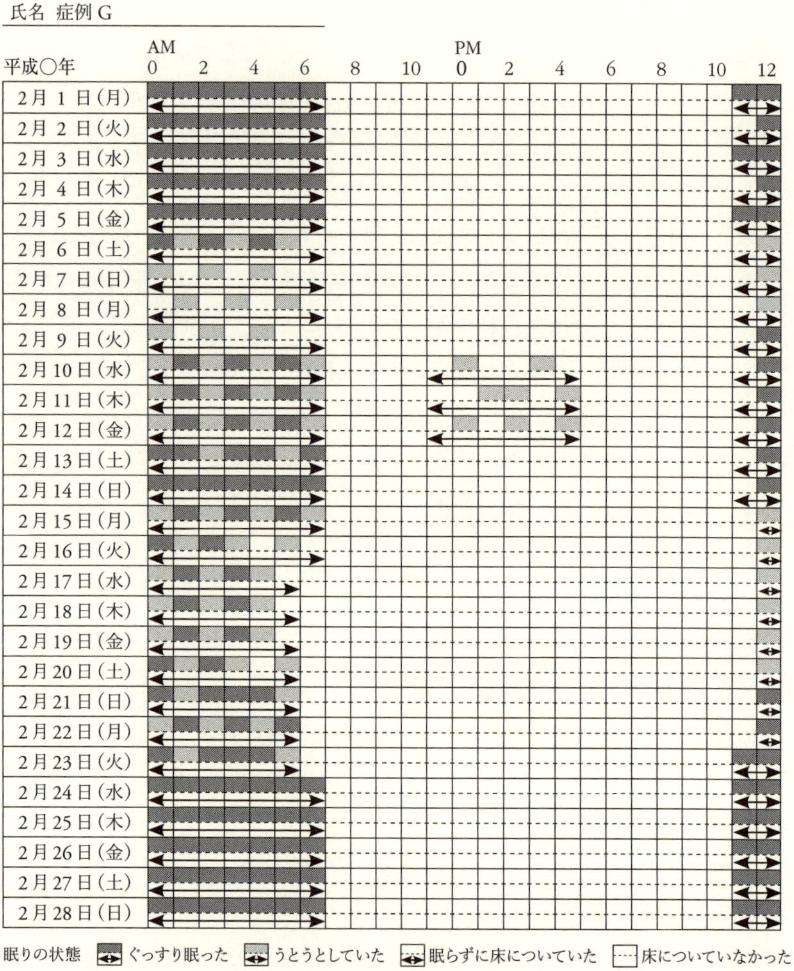

122　第Ⅱ部　症例呈示

氏名 症例G

図6-4　気分・睡眠・活動記録表

眠りの状態　⇔ぐっすり眠った　⇔うとうとしていた　⇔眠らずに床についていた　┄床についていなかった

気分	月経	今日の出来事
-2 -1 0 +1 +2		
0 (0)		ほぼ本来の状態
0 (0)		ほぼ本来の状態
0 (0)		ほぼ本来の状態
0 (0)		ほぼ本来の状態
0 (0)		ほぼ本来の状態
0 (-1)		やや元気がない。口数少ない。食欲低下
0 (-2)		無言。反応欠如。食事できない。不眠
0 (-2)	▨	被害念慮。自分を責める幻聴。不登校
0 (-2)	▨	外来初診。バルプロ酸200mg服用
0 (-2)	▨	無言。反応欠如。食事できない。おびえた表情
0 (-2)	▨	無言。反応欠如。食事できない。音に過敏
0 (-2)	▨	無言。反応欠如。食事できない。おびえた表情
0 (-1)		表情よくなる。食事可能。反応可能
0 (0)		本来の状態に回復。笑顔。楽しめる
0 (+1)		気分高揚。不眠
0 (+2)		外来受診。気分高揚。多弁。イライラ感
0 (+2)		高揚気分。開放的気分。多弁。不眠
0 (+2)		高揚気分。イライラ感。多弁。不眠
0 (+2)		高揚気分。開放的気分。多弁。不眠
0 (+2)		高揚気分。イライラ感。多弁。不眠
0 (+1)		少し落ち着いてきた。開放的気分。やや多弁
0 (+1)		少し落ち着いてきた。イライラ感。多弁
0 (+1)		外来受診。落ち着いてきた。バルプロ酸400mg
0 (0)		ほぼ本来の状態。睡眠安定
0 (+1)		やや気分高揚。やや多弁
0 (0)		ほぼ本来の状態
0 (0)		ほぼ本来の状態
0 (0)		ほぼ本来の状態

気分の状態　(-2) ひどく悪い　(-1) 少し悪い　(0) 普通　(+1) 好調　(+2) 絶好調

図6-4　気分・睡眠・活動記録表（続き）

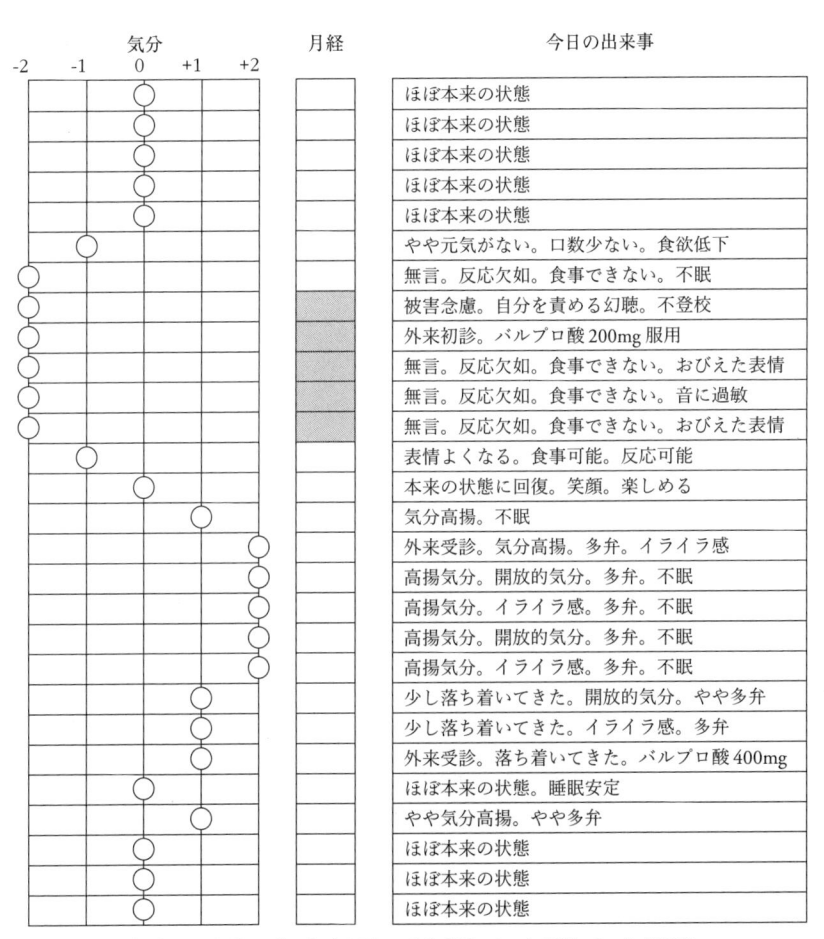

致して、月経開始2〜3日前から急速に元気がなくなり、無表情で動作が緩慢となり、口数が少なくなる状態が始まり、被害念慮や自分を責める幻聴も出現したが、月経終了後に完全に回復する病像が始まった。2回目の病期の後から軽躁状態に移行することがみられた。3回目の病期の時に初診した。初診時は元気がなく、無表情で反応に乏しい病像を示したが、翌週受診したときは軽躁状態を呈していた。バルプロ酸が奏効し、病期はほぼ消失したが、ごく軽度の高揚気分が持続した。薬をのみ忘れると、一次的に軽度のうつ状態が出現した。2年間薬物療法を継続した後、漸減中止したが、現在まで安定した状態を維持している。

　発症時は若年周期精神病か双極性障害かを鑑別することは困難であった。元気がなく、無表情で反応に乏しい状態は若年周期精神病と近似の状態であったが、①病期の追想が概ね可能であり、意識障害よりも亜昏迷状態が考えられたこと、②亜昏迷状態の時期も、抑うつ気分、悲哀感、気力低下などうつ状態を背景としていたこと、③被害感や自分を責める幻聴が認められたが、自責的・罪業的な内容であり、うつ状態を背景としたものと判断されたこと、④2回目の病期より、回復に引き続き明らかな軽躁状態が出現したため、この病像は躁うつエピソードで説明するのが妥当と考えられたことなどから、最終的な診断は双極II型障害と考えられた。バルプロ酸が奏効したケースである。しかしながら、今後は再発の可能性も十分に考えられるため、慎重な経過観察が必要であると思われる。

文　献

Axelson D, Birmaher B, Strober M et al. : Phenomenology of children and adolescents with bipolar spectrum disorders. Archives of General Psychiatry, 63 ; 1139-1148, 2006.

Birmaher B, Axelson D, Strober M et al. : Clinical course of children and adolescents with bipolar spectrum disorders. Archives of General Psychiatry, 63 ; 175-183, 2006.

山下格：若年周期精神病. 金剛出版, 1989.

第Ⅲ部 治 療

第7章 子どもの双極性障害の治療

I はじめに

　子どもの双極性障害の治療を考えるとき，実証的医学（Evidence Based Medicine：EBM）の立場から概観すると，薬物療法においても精神療法においても，強い実証性のある無作為化比較試験（Randomized Controlled Trial：RCT）がほとんどないことに気づかされるであろう。したがって，実地臨床においては，成人の情報を基礎にしながら，現在ある子どもの双極性障害研究を参考にせざるを得ないのが現状である。子どもの双極性障害の治療について，以下に海外のこれまでの研究を参考にしながら検討してみたい（Leibenluft et al., 2008a ; b）。

II 薬物療法

1. 躁病エピソードに対する薬物療法

　子どもの躁病エピソードに対する薬物療法に関しては，上記のように強いエビデンスとなるRCTがほとんど行われていない。米国児童青年精神医学会（AACAP）（McClellan et al., 2007）は子どもの双極性障害に対する治療はまず，成人の双極性障害に対してFDAが推奨している薬物療法から始めるべきであると述べている。すなわち，リチウム，抗てんかん薬（バルプロ酸，カルバマゼピン），あるいは非定型抗精神病薬（オランザピン，クエチアピン，リスペリドン，アリピプラゾール）である。成人においては，気分安定薬の中では炭酸リチウム＞バルプロ酸＞カルバマゼピンの順にエビデンスが多い。近年では，非定型抗精神病薬（オランザピン，リスペリドン，クエチアピン，アリピプラゾールなど）の躁病への適応拡大の試みが進行している。また，エキスパート・コンセンサスでは，多幸性の躁病エピソードにはリチウムが，不快気分，不機嫌，易刺激性をもつ躁病エピソードにはバルプロ酸およびカルバマゼピンが推奨されている。表7-1には児童期双極性障害の躁病エピソードに対する薬物のエビデンスレベルを示した（Kowatch et al., 2005）。

1）炭酸リチウム

　児童期双極性障害に対するリチウムの有効性の評価は，抗てんかん薬（バルプロ酸，カルバマゼピン）よりも高いが，非定型抗精神病薬よりは低いと考えられている。安全性に関しても，抗てんかん薬と非定型抗精神

表 7-1　薬剤のエビデンスレベル（Kowatch et al., 2005）

	双極 I 型障害 躁あるいは混合状態 非精神病性	双極 I 型障害 躁あるいは混合状態 精神病性	双極性 うつ病 エピソード
リチウム	A & B	A & B	B & C
バルプロ酸	B & C	B & C	C
カルバマゼピン	B	B	ND
オキシカルバゼピン（未発売）	D	D	ND
トピラマート	C	C	ND
クロザピン	C	C	ND
リスペリドン	B & C	B & C	ND
オランザピン	B & C	B & C	B
クエチアピン	B & C	B & C	B
ジプラシドン（未発売）	B & C	B & C	ND
アリピプラゾール	B & C	B	ND
選択的セロトニン 再取り込み阻害薬（SSRI）	NA	NA	C*
ブプロピオン（未発売）	NA	NA	D
ラモトリジン	C	C	B & D

注：レベル A：児童・青年期症例におけるプラセボ対照 RCT
　　レベル B：成人症例におけるプラセボ対照 RCT
　　レベル C：児童・青年期症例におけるオープン試験およびレトロスペクティブ解析
　　レベル D：児童・青年期の症例報告あるいは推奨された臨床実践によるパネル・コンセンサス
　ND：データなし（no data），NA：不適応（not applicable），＊気分不安定化の可能性あり

病薬の中間に位置する（Leibenluft et al., 2008b）。

　リチウムはFDAにおいて12歳以下の躁病エピソードに対して唯一適応をもっている薬剤である。しかし，これは大規模なRCTを行ったものではなく，成人のデータを基礎として子どもに暫定的に承認されたものなのである（Leibenluft et al., 2008b）。

　リチウムを用いた2群並行の小規模なプラセボ対照RCT（異種の診断をもつ25人の患者で，薬物乱用と双極性障害の併存群，あるいは大うつ病性障害の中で遺伝歴などの双極性障害へ発展する徴候を少なくとも1つもつ群）が行われた（Geller et al., 1998）。全体の反応率はリチウム46.2%に対してプラセボ8.3%であったが，リチウムは気分の症状には特異的な効果をもたらさなかったという。もう一つの研究では（Kafantaris et al., 2004），青年期の急性躁病108例に対して，リチウムかプラセボを用いるオープン試験が行われた。他のオープン試験も総合した一貫した結果としては，約42%の患者にリチウムは有効であった。しかしながら，ラベルをブラインドにすると（二重盲検比較試験では），リチウムとプラセボの間に差異は認められず，脱落例はどちらの群においても50%以上に認められたという。以上のように，リチウムでさえ系統的なRCTは行われていないのが現状なのである。

　成人では，急性の躁病エピソードに対するリチウムの効果に関する確実で多くのエビデンスが存在し，長期間の予防効果も認められている。また，長期間のリチウム治療は双極性障害の自殺予防にも有効である。

2）抗てんかん薬（バルプロ酸，カルバマゼピン，ラモトリジン）

　FDA は成人の双極性障害では，抗躁薬としてバルプロ酸を承認しており，カルバマゼピンは維持療法薬として承認している。またラモトリジンも抗躁薬として認可されたが，維持療法薬としてより効果があるとされている（Leibenluft et al., 2008b）。

　児童期双極性障害に対しては，抗てんかん薬の有効性は，リチウムや非定型抗精神病薬と比べて最も小さい。しかしながら，抗てんかん薬は子どもに対して長年使用されており，ある程度安全性についての知見が確立されている。

　児童期双極性障害に対する抗てんかん薬のプラセボ対照 RCT はネガティブな結果となっている。抗てんかん薬のトピラマートとプラセボの二重盲検法では，躁状態の有効性に差はなかったと報告されたが，再試験によって有効性が確認された（DelBello et al., 2005）。また，300 例以上を対象としたカルバマゼピンとプラセボの二重盲検試験では有効性に有意差は認められなかった（Wagner et al., 2002）。バルプロ酸，カルバマゼピン，ラモトリジンにおいては，オープン試験では有効性は認められるが，二重盲検法になると有効性はなかなか確認されないのが現状である。

　抗てんかん薬の安全性は一般的に確立されているが，急性の肝機能障害および膵機能障害，さらには女性の性腺機能障害が報告されている。特に，バルプロ酸は急性の肝機能障害および膵機能障害を引き起こす可能性があるとして，ラモトリジンは薬疹の Stephens-Johnson syndrome と中毒性表皮壊死症との関連が指摘されており，FDA から black-box warning の警告を受

けている (Leibenluft et al., 2008b)。

　経験的には，児童期双極性障害の特徴である不快気分，不機嫌，易刺激性，情緒不安定をもつ躁病エピソードにはバルプロ酸が有効であるという印象があるのも事実である。今後の研究の蓄積が待たれるところである。

3) 非定型抗精神病薬

　非定型抗精神病薬は児童期双極性障害に対して最も有効性が高いと報告されている。しかしながらRCTのデータは少なく，エビデンスレベルは中等度である。さらに，安全性に関しても，リチウムや抗てんかん薬よりも高いと考えられる (Leibenluft et al., 2008b)。

　現在，クエチアピンに関して2つのRCTがある。第一に，躁状態あるいは混合状態を呈する双極I型障害の青年期症例30例（12〜18歳）に対する6週間の二重盲検試験である (DelBello et al., 2002)。15例にバルプロ酸＋クエチアピンを，15例にバルプロ酸＋プラセボを投与したところ，バルプロ酸＋クエチアピン群が有意に有効であった。第二は，躁状態あるいは混合状態を呈する双極I型障害の青年期症例50例（12〜18歳）に対するクエチアピンとバルプロ酸の単剤による4週間の二重盲検比較試験である (DelBello et al., 2006)。クエチアピンとバルプロ酸を25例ずつに投与したところ，躁状態あるいは混合状態に対して同等の有効性を示した。18カ月後の転帰調査ではクエチアピンがより有効であった。その他の非定型抗精神病薬のオープン試験では，オランザピン，リスペリドン，アリピプラゾールが有効性を示している。

　成人の躁状態の治療薬として，FDAはクエチアピン，オランザピン，

リスペリドン,アリピプラゾール,ジプラシドンを承認している。非定型抗精神病薬の副作用としてメタボリックシンドロームが問題になっている。過度で急速な体重増加や糖尿病を含めた代謝の異常などが指摘されている。児童・青年期双極性障害に対するオランザピンのオープン試験では,8週間で平均5kgの体重増加が認められたと報告されている（Frazier et al., 2001）。非定型抗精神病薬を内服している患者に対して,定期的に体重,身長,BMI,血糖値,脂質系の検査を行う必要がある。また,非定型抗精神病薬による副作用として,遅発性ジスキネジアの出現の危険性については,長期間の使用データがないため,明らかなことはわかっていないのが現状である。

2. 児童期双極性障害の薬物療法アルゴリズム

Kowatchら（2005）は児童期双極性障害の薬物療法アルゴリズムを提案した。児童期双極性障害に対する薬物療法としては,精神病症状があるかないかによって2つのアルゴリズムがある。まず,①児童期双極Ⅰ型障害で,躁状態あるいは混合状態を示し,精神病症状がない場合として,気分安定薬（リチウム,バルプロ酸,カルバマゼピン）あるいは非定型抗精神病薬（オランザピン,クエチアピン,リスペリドン,アリピプラゾール）の単剤療法が適応であるとした。もし部分回復あるいは無反応の場合は他剤への変更,増強療法あるいは併用療法が必要となる。②児童期双極Ⅰ型障害で,躁状態あるいは混合状態を示し,精神病症状がある場合として,気分安定薬と非定型抗精神病薬の併用療法を推奨している。もし部分

回復あるいは無反応の場合は他剤への変更あるいはリチウムを含む3剤併用療法が必要になるとした。

　Leibenluftら（2008b）は，Kowtachら（2005）のアルゴリズムをまとめて，図7-1のアルゴリズムを作成した。すなわち，ステップ1として，リチウム，バルプロ酸，カルバマゼピン，リスペリドン，オランザピン，クエチアピンの中から選択する。この場合，選択する薬剤は子どものその時の状態像に応じて考慮すべきである。精神病症状の有無に加えて，薬物療法の選択において考慮すべき事項として以下のものが挙げられる。①患者の気分状態および臨床的特異性（例えば急速交代型，併存障害の有無など），②副作用のリスク，③薬物療法に対する以前の反応，④患者自身および家族の希望などがある。患者と家族は薬物療法に関連するリスクと副作用についてきちんと教育を受けるべきである。

　もし，第一選択の薬物が有効であれば，副作用をチェックしながら維持療法を継続し，次のステップ2へ進む。第一選択の薬物がやや有効（部分反応）ならば，第二抗躁薬の増強療法を考慮する。第一選択の薬物が無効または不耐性の場合は，他の抗躁薬へ変更する。増強療法の場合も抗躁薬を変更する場合も，つねに薬物反応の再評価を十分に行う必要がある。一般的には，薬物を変更したり，併用するかどうかを考えるためには6〜8週間の薬物療法の使用期間が必要である。

　ステップ2としては，関連する病態の評価と治療を行う必要がある。躁状態が改善してもADHDの状態が重篤ならば精神刺激薬（わが国であれば，メチルフェニデートあるいはアトモキセチン）を考慮する。さらに，

```
┌─────────────────────────────────────────────┐
│     Srep 1：抗躁薬の初回投与                   │
│                                             │
│  First line：リチウム，バルプロ酸，カルバマゼピン，│
│         リスペリドン，オランザピン，クエチアピン   │
│  (First line の薬剤は小児双極性障害の状態像に     │
│   応じて選択する)                             │
└─────────────────────────────────────────────┘
        ↓              ↓              ↓
┌──────────────┐ ┌──────────────┐ ┌──────────────┐
│ 有効(完全反応) │ │ やや有効       │ │ 無効          │
│               │ │ (部分反応)     │ │ または不耐性   │
│ ・維持療法を継続│ │ ・増強療法を考慮│ │ ・他の抗躁薬へ │
│  (副作用チェック)│ │  (第二抗躁薬)  │ │  変更         │
│ ・Step 2 へ進む│ │ ・併存障害の影響│ │               │
│               │ │  を考慮        │ │               │
└──────────────┘ └──────────────┘ └──────────────┘
                        ↓              ↓
                  ┌──────────────────┐
                  │  薬物反応の再評価   │
                  └──────────────────┘
        ↓
┌─────────────────────────────────────────────┐
│     Step 2：関連する病態の評価と治療            │
│                                             │
│  ・ADHD      ⇒ 精神刺激薬を考慮する            │
│  ・うつ病／不安障害 ⇒ SSRI, リチウム, lamotrigine,│
│    非定型抗精神病薬などを考慮する                │
└─────────────────────────────────────────────┘
```

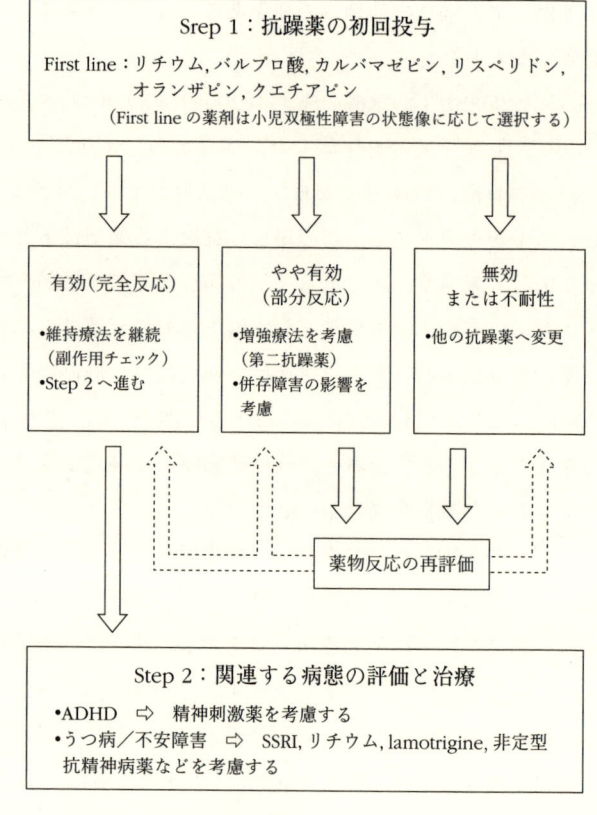

図7-1　児童期双極性障害の薬物療法アルゴリズム（Leibenluft et al., 2008）

うつ病や不安障害が併存する場合には，SSRI，リチウム，ラモトリジン，非定型抗精神病薬などを考慮するとしている。しかしながら近年では，双極性障害に対する抗うつ薬の使用は極力控えるべきであるという考え方が主流になってきている。

また，児童期双極性障害の再発を防ぐためには長期間の薬物療法が必要であることが多い。児童・青年期の双極性障害における研究では，リチウム療法において服薬を中止すると90％が再発したが，服薬を遵守した場合は38％の再発率に留まったと報告されている（Strober et al., 1990）。このように，症状は薬物療法だけでは解決しないことも少なくなく，薬物アドヒアランスの問題も重要である。いうまでもなく薬物療法と精神療法を併用した総合的な治療が不可欠なのである。

Ⅲ　精神療法

成人の双極性障害はその病態に生物学的要因が関与する割合が他の精神疾患よりも高いと考えられている。そのため気分安定薬および非定型抗精神病薬を中心とした薬物療法に治療の重点が向きやすく，薬物治療戦略の整備が急がれているのが現状である。しかしその一方で，薬物療法だけでは病相のコントロールが困難であり，不安定な病状や再発が繰り返される場合も少なくなく，薬物アドヒアランスの重要性も指摘されている。

子どもの双極性障害治療においては，薬物療法のエビデンスが少ないだ

けでなく,成人よりも心理社会的要因が複雑に関与している症例が多いため,本来は本人および家族に対する精神療法的アプローチにより,本人および家族が障害を理解し受け入れ,服薬を遵守し,ストレスに対するコーピング力が増強し,家族および社会からのサポートが高まると考えられる。しかしながら,子どもの双極性障害に対する精神療法は,薬物療法と同様に,十分に統制のとれた研究はほとんどないのが現状である。

1. 精神療法的アプローチ総論

米国児童青年精神医学会(AACAP)の実践報告(McClellan et al., 2007)およびGoldbergら(2003)の報告では,子どもの双極性障害に対する精神療法的アプローチとして,次の6つの事項を改善することを目的とすべきであるとしている。

1) 心理教育

子どもおよびその親に双極性障害の原因,症状,治療,社会資源などについて十分に説明し,理解を深めることを目的としたものである。子どもには年齢相応の方法で分かりやすく詳しく説明する。双極性障害は再発が繰り返されるほど難治性になっていくので,親への説明も重要である。服薬遵守性は親の薬物療法の副作用への恐れと負の関係にあり,治療の知識と正の関係にあるといわれており,治療の方法と効果および副作用について十分に説明し納得してもらう必要がある。本人および家族が病気を理解し受け入れるところから治療は始まるのである。

2）症状のマネージメント

躁症状に子ども自ら気づかせることを目的とし、その時の対処行動をアドバイスし、ともに考えていく。親とも情報を交換しながら協力して症状に対処していくことは言うまでもないことである。図6-4（第6章、症例G）に示すような「気分・睡眠・活動記録表」を子ども自身に記載してもらい、気分の変化とそれに伴う思考の変化、行動の変化、その時の出来事などをチェックしていく。双極性障害の治療の第一歩は、症状に気づくことである。気分の不調は、いつもどのような状態から始まるのかを知っておくと、躁・うつ症状に気づきやすくなる。あるいはどのような行動をするようになると躁・うつ症状の前兆だ、と分かるようになれば対処もしやすくなる。女性の場合は月経の前後に気分が変化しやすいので、その時の気分もチェックしておくとよい。

3）対処技術（coping skills）の習得・向上

「気分・睡眠・活動記録表」を記載することで、躁・うつ症状に早めに対処可能になるだけでなく、それをあらかじめ予測することができるようになる。次に症状に気づいたらどうするかを話し合っておく。まず親に相談し、早めに病院を受診するだけでも大きな進歩である。建設的な行動には十分な賞賛を送り、うまくいかなかった場合には、決して叱責することなく、どのような行動をとればよかったのかを話し合う。たとえば、試験が近づくとイライラしたり、物にあたったり、リストカットしたりすることが目立つ場合は、予測できる状態や行動をお互いに確認し合い、頓服薬を早めにのんだり、就寝薬を増量したり、勉強時間を制限したりという取り

決めをしておく。

4) 家族および社会との関係の構築・改善

　家族が症状を十分に理解することによって，それまでは子どものわがままや非行であると思っていた事柄が，躁症状によるものであることに気づくようになる。それだけで子どもと家族の関係は改善していき，対処の方法も見えてくるのである。あるいは，地域社会や近隣から，本人の性格の問題だと思われていた事柄が，躁症状によるものであることが理解されるだけで，周囲からの受け入れが大きく変化し，サポートが得られる可能性が増加する。

5) 学業および職業における機能の改善・維持

　学校および職場においても，教師や上司・同僚が症状を十分に理解することによって，それまでは誤解していた事柄が躁症状によるものであることに気づくようになる。家族よりも早めに気づくことができる場合も多い。家族の指示には従わない子どもが，教師や上司の指示には素直に従い，受診に結びつくことも少なくない。親および学校・職場と主治医が連携を密にしていくことが，状態の改善・維持につながっていく。

6) 再発予防

　再発予防の第一は服薬遵守である。薬物アドヒアランスが悪い場合，なぜ服薬をしたがらないのかを十分に明らかにしておく必要がある。本人がのみたがらないのか，それはなぜか。母親がのませたくないのか，それはなぜか。それらを十分に話し合うことによって，病気に対する考え方，覚悟の程度，否認の機制などが明らかになってくることが少なくない。予防

の第二は，次に述べるような精神療法的アプローチである。これらの十分なエビデンスを蓄積していくことが今後の課題と言えよう。

2. 精神療法的アプローチ各論

児童期双極性障害に対する精神療法的アプローチとして，いくつかの介入研究が行われている。それらは以下の4つの研究に分けることができる（Leibenluft et al., 2008a；里見ら，2008）。実地臨床においては，それぞれの治療は相互に関連し合い，オーバーラップするものである。

1) 心理教育

児童期双極性障害においては，特に家族に焦点付けした心理教育（Family-focused Psychoeducation Treatment：FFT）が行われている（Miklowitz et al., 2000）。家族という重要な他者との葛藤的関係が症状の増悪につながり，さらにそれが家庭内の人間関係を悪化させるという悪循環に陥りやすいという視点からFFTが行われる。ここでは感情表出（Emotional Expression：EE）を一つの指標としている。治療の概略は，①子どもと家族への心理教育（双極性障害の症状，経過，治療法に関する知識を提供すると同時に，再発予防の重要性を伝える），②コミュニケーション能力の向上（上手に聞いて話せる能力を伸ばす），③問題解決技法の習得の3つである。FFTの研究では成人の双極性障害患者を含んでいるが，フォローアップ研究では，服薬の遵守が向上し，維持療法中のうつ症状および躁症状が減少し，ネガティブな親の行動の減少が認められた（Miklowitz, 1996；Miklowitz et al., 2004；Miklowitz et al., 2006）。

2) 認知行動療法

児童期双極性障害においては，特に子どもと家族に焦点付けした認知行動療法（Child and Family Focused Cognitive-Behavioral Therapy：CFF-CBT）が行われている（Pavuluri et al., 2004）。①自らの感情，思考，行動を理解し，②感情と行動を調節する技能を学び，③歪んだ認知に対処し，④自己効力感を向上させることを目的とする。社会的機能不全には，生活技能訓練SST，問題解決技法，社会的状況に合わせてこれらの技能を用いるロールプレイなどを行っていく。フォローアップ研究では，うつ症状および躁症状の減少と全般的な社会機能の改善が認められた（West et al., 2007）。

3) 集団療法

集団療法として，集団家族心理教育グループ（Multifamily Psychoeducation Groups：MFPG）が行われている（Fristad et al., 2002）。子どもと家族のグループ療法である。家族メンバーは家族間の葛藤を減らすことを学び，家族間の相互関係のプラスの意味を議論することができるようになる。実際には，積極的な聞く技術，正および負のフィードバックを有効に話す方法，他人の行動の変化を探す方法などを学ぶのである。その結果，MFPGの8セッション後には，双極性障害の知識が増加し，適切なサービスを得るための技能が向上し，家族環境が改善し，子どもも家族もよりポジティブな姿勢になり社会的援助が増加した（Fristad, 2006）。

4）対人関係療法

対人関係療法はうつ病の治療法として開発され，効果が確認されている短期の精神療法であり，悲哀，重要な他者との対人葛藤，役割の変化，対人関係技法の欠如の4領域に焦点を当てて治療を進めていくものである。中でも，対人関係・社会リズム療法（Interpersonal and Social Rhythm Therapy：IPSRT）（Frank et al., 2000）は気分症状と関連する社会状況を把握し，対人関係が生活のリズムに及ぼす影響を理解して生活のリズムを改善することで気分を調整することを目的としている。患者の睡眠，運動，社会相互関係の日常的なパターンを確立することで，個人のスケジュールのストレスを最小にしようとするものである。まだ，小児双極性障害の研究はほとんどないが，有望な方法であると期待されている。

5）有効性のエビデンス

成人の双極性障害（双極性うつ病）を対象としたものであるが，Miklowitzら（2007）は，薬物療法に併用したFFT，IPSRT，CBTの有用性について報告した。NIMHのSTEP-BD（Systematic Treatment Enhancement Program for Bipolar Disorder）に参加した15の専門施設において12カ月の無作為化比較試験RCTを行い，薬物療法に付加した精神療法的介入において集中的精神療法 intensive psychotherapy（FFT, IPSRT, CBT）のいずれかを9カ月間にわたり30セッション行い，コラボレイティブ・ケア（collaborative care：プライマリケアで行われている一般的な協同治療）の6週間にわたる3セッションと有効性，抑うつ状態からの回復時間，寛解維持持続について比較検討した。その結果，回復期間は平均122±79日であり，集中的

精神療法 intensive psychotherapy における1年後の回復率は64.4%であり，コラボレイティブ・ケアの51.5%より有意に高い値であり，回復期間も1.47倍短い期間であった（HR, 1.47；95% CI, 1.08-2.00；P = .01）。また，集中的精神療法 intensive psychotherapy はコラボレイティブ・ケアに比べ，どの期間においても1.58倍の臨床的改善を示した（SE = 0.15；95% CI, 1.17-2.13；P = .003）。しかし，3タイプ（FFT, IPSRT, CBT）のどの精神療法を用いたかによっては回復時間に有意な差は認めなかった（P = .046）。

　以上のように，集中的精神療法 intensive psychotherapy の導入は双極性障害の再発予防，病状の安定化，機能の強化に有用であることを示唆する結果となった。集中的精神療法 intensive psychotherapy の3タイプの有効性に差が認められなかったということは，3タイプに共通する要素が双極性障害の精神療法的アプローチに重要であることを示していると思われる。それは，①双極性障害について患者・家族の知識を向上させること，②自分の気分と行動に気づくこと，③仲間と良好な関係を築くこと，④家族と良好なコミュニケーションを築くこと，⑤問題を解決するスキルを患者に提供すること，の5点に要約することができると思われる。これらの技法が児童・青年期の双極性障害患者にも行われ，エビデンスが得られることが望まれる。

文　献

DelBello MP, Schwiers ML, Rosenberg HL et al. : A double-blind randomized, placebo-controlled study of quetiapine as adjunctive treatment for adolescent mania. Journal of the American Academy of Child and Adolescent Psychiatry, 41 ; 1216-1223, 2002.

DelBello MP, Findling R, Kushner S et al. : A pilot controlled trial of topiramate for mania in children and adolescents with bipolar disorder. Journal of the American Academy of Child and Adolescent Psychiatry, 44 ; 539-547, 2005.

DelBello MP, Kowatch RA, Adler CM et al. : A double-blind randomized pilot study comparing quetiapine and divalproex for adolescent mania. Journal of the American Academy of Child and Adolescent Psychiatry, 45 ; 305-313, 2006.

Frank E, Swartz HA, Kupfer DJ : Interpersonal and social rhythm therapy: managing the chaos of bipolar disorder. Biological Psychiatry, 48 ; 593-604, 2000.

Frazier JA, Biederman J, Tohen M et al. : A prospective open-label treatment trial of olanzapine monotherapy in children and adolescents with bipolar disorder. Journal of Child and Adolescent Psychopharmacology, 11 ; 239-250, 2001.

Fristad MA, Goldberg-Arnold JS, Gavazzi SM : Multifamily psychoeducation groups (MFPG) for families of children with bipolar disorder. Bipolar Disorders, 4 ; 254-262, 2002.

Fristad MA : Psychoeducational treatment for school-aged children with bipolar disorder. Development and Psychopathology, 18 ; 1289-1306, 2006.

Geller B, Sun K, Zimerman B et al. : Complex and rapid-cycling in bipolar children and adolescents: A preliminary study. Journal of Affective Disorders, 34 ; 259-268, 1995.

Geller B, Cooper TB, Sun K et al. : Double-blind and placebo-controlled study of lithium for adolescent bipolar disorders with secondary substance dependency. Journal of the American Academy of Child and Adolescent Psychiatry, 37 ; 171-178, 1998.

Goldberg-Arnold JS & Fristad MA : Psychotherapy for children with bipolar disorder. In: Geller B & DelBello MP: Bipolar Disorder in Childhood and Early Adolescence, Chapter 13. pp.272-294, New York, The Guilford Press, 2003.

Kafantaris V, Coletti DJ, Dicker R et al. : Lithium treatment of acute mania in adolescents: a placebo-controlled discontinuation study. Journal of the American Academy of Child and Adolescent Psychiatry, 43 ; 984-993, 2004.

Kowatch RA, Fristad M, Birmaher B et al. : Treatment Guidelines for Children and Adolescents with Bipolar Disorder. Journal of the American Academy of Child and Adolescent Psychiatry, 44 ; 213-235, 2005.

Leibenluft E & Rich BA : Pediatric Bipolar Disorder. Annual review of clinical psychology, 4 ; 163-187, 2008a.

Leibenluft E & Dickstein DP : Bipolar disorder in children and adolescents. In: Rutter M, Bishop, D, Pine D et al.: Rutter's Child and Adolescent Psychiatry, 5th edition, Chapter 38. pp.613-627, Oxford, Blackwell, Science, 2008b.

McClellan J, Kowatch R, Findling R : Practice parameter for the assessment and treatment of children and adolescent with bipolar disorder. Journal of the American Academy of Child and Adolescent Psychiatry, 46 ; 107-125, 2007.

Miklowitz DJ : Psychotherapy in combination with drug treatment for bipolar disorder. Journal of Clinical Psychopharmacology, 16(2 Suppl.1) ; 56-66, 1996.

Miklowitz DJ, Simoneau TL, George EL et al. : Family-focused treatment of bipolar disorder: 1-year effects of a psychoeducational program in conjunction with pharmacotherapy. Biological Psychiatry, 48 ; 582-592, 2000.

Miklowitz DJ, George EL, Axelson DA et al. : Family-focused treatment for adolescents with bipolar disorder. Journal of Affective Disorders, 82(Suppl.1) ; S113-128, 2004.

Miklowitz DJ, Biuckians A, Richards JA et al. : Early-onset bipolar disorder: a family treatment perspective. Development and Psychopathology, 18 ; 1247-1265, 2006.

Miklowitz DJ, Otto MW, Frank E et al. : Psychosocial treatment for bipolar depression: a 1-year randomized trial from the systematic treatment enhancement program. Archives of General Psychiatry, 64 ; 419-426, 2007.

Pavuluri MN, Graczyk PA, Henry DB et al. : Child and family-focused cognitive-behavioral therapy for pediatric bipolar disorder: development and preliminary results. Journal of the American Academy of Child and Adolescent Psychiatry, 43 ; 528-537, 2004.

里見亜希子, 中川敦夫：精神療法のエビデンスと適応. 上島国利編：気分障害, pp.148-159, 医学書院, 2008.

Scheffer RE, Kowatch RA, Carmody T et al. : Randomized, placebo-controlled trial of mixed amphetamine salts for symptoms of comorbid ADHD in pediatric bipolar disorder after mood stabilization with divalproex sodium. American Journal of Psychiatry, 162 ; 58-64, 2005.

Strober M, Morrell W, Lampert C et al. : Relapse following discontinuation of lithium maintenance therapy in adolescents with bipolar I illness: a naturalistic study. American Journal of Psychiatry, 147 ; 457-461, 1990.

Wagner KD, Weller EB, Carlson GA et al. : An open-label trial of divalproex in children and adolescents with bipolar disorder. Journal of the American Academy of Child and Adolescent Psychiatry, 41 ; 1224-1230, 2002.

West AE, Henry DB, Pavuluri MN et al. : Maintenance model of integrated psychosocial treatment in pediatric bipolar disorder: a pilot feasibility study. Journal of the American Academy of Child and Adolescent Psychiatry, 46 ; 205-212, 2007.

山田和男：薬物選択ガイドライン. 大森哲郎編：双極性障害（精神科臨床リュミエール, No.6), pp.138-145, 中山書店, 2008.

第Ⅳ部 子どもの双極性障害の本態は何か

第8章 子どもの双極性障害の生物学的病態研究

　双極性障害の生物学的病態研究を紹介する。子どもの双極性障害に限定した研究は限られているため，成人の双極性障害の研究を中心に紹介しながら，子どもの双極性障害の研究にも触れてみたい（河茂ら，2008；尾崎ら，2008）。

I　遺伝学的研究

1. 臨床遺伝学的研究

　これまでの臨床遺伝学的研究により，双極性障害には家族内集積性があり，養子研究などから環境因を除外しても発症率に変わりはないことから，

双極性障害の成因には遺伝が関与することは明らかである（河茂ら，2008）。双極性障害患者の第1度親族（first-degree relative）の子どもの罹患率は10倍になると報告されている（Hodgins et al., 2002 ; Kelsoe, 2003 ; Smoller et al., 2003）。双生児研究では，一卵性双生児の双極性障害の一致率は60〜70％，二卵性の場合は20〜30％と報告されている（Bertelsen et al., 1977 ; Smoller et al., 2003）。

双極性障害のリスクをもつ子どもの研究として，双極性障害患者の第1度親族の子どもの臨床研究がある。第1度親族の子どもは，児童・青年期に44〜63％がADHD，不安障害，大うつ病性障害，双極性障害の少なくとも一つの診断基準を満たしたという（Leibenluft et al., 2008）。

2. 分子遺伝学的研究

連鎖解析（linkage study）は全染色体上に配置されたDNA多型マーカーと未知の疾患遺伝子との距離を測定することにより，疾患遺伝子のおおよその位置を知ることを目的とする研究方法である（河茂ら，2008）。Banderら（2002）は双極性障害と統合失調症の連鎖解析のメタアナリシスを行い，双極性障害で13qおよび22qに，統合失調症で8p, 13q, 22qに強い連鎖を認めたと報告した。しかし，その後Seguradoら（2003）による双極性障害の連鎖解析の詳細なメタアナリシスでは，有意な連鎖を示した遺伝子座は同定されず，14q, 9p-q, 10q, 18p-q, 8qなどの領域が双極性障害の疾患感受性に軽度関与する遺伝子座を含んでいる可能性が示された。また，いくつかの研究で注目されている領域としては6q21-25があげられる（Dick et al., 2003 ; Ewald et al., 2002 ; Middleton et al., 2004)。さらに，McQueen ら（2005）はこれまでの 11 研究を統合して解析した結果，6q および 8q に有意な連鎖を示すと報告した。

　関連解析（association study）は，連鎖解析によって示された候補領域に存在するあるいは何らかの仮説に基づいて想定された具体的な遺伝子と疾患の関係をみるものである（河茂ら，2008）。その中で代表的な遺伝子として，DISC1（disrupted in schizophrenia）（Badner et al., 2002）と DAOA（D-amino acid oxidase activator）があげられる（尾崎ら，2008）。

　このように，双極性障害においてこれまで多くの連鎖解析，関連解析が行われたが，再現性が低く，結果が一致していないのが現状である。その理由としては，成因に強く関連する少数の遺伝子群によって発症が規定されるのではなく，反対に成因に弱く関連する多くの遺伝子群によって発症が規定されているためであると考えられている（河茂ら，2008）。また，双極性障害の遺伝研究で，比較的再現性が高い遺伝子群は統合失調症とも関連するものが多く，両者には共通の分子カスケードが存在することが想定されている（河茂ら，2008）。

　また，他の研究では，ドーパミン遺伝子（例えば，chromosome 5p における DAT：dopamine transporter gene）は ADHD および双極性障害双方と関連していると報告されており，ADHD と小児双極性障害との関連を示唆するものである（Keikhaee et al., 2005）。その他に，chromosome 11p における BDNF 遺伝子の val66 が小児双極性障害と関連する可能性があるという研究がある（Geller et al., 2004）。

II 神経心理学的研究

1. 成人の神経心理学的研究

　成人の双極性障害患者では，うつ病の場合と同様に，注意，学習や記憶の障害，セットの転換・プランニング・語の流暢性などを含めた実行機能の障害が指摘されている（Mur et al., 2007 ; Savitz et al., 2005）。これらの神経心理学的課題の成績低下は気分障害のエピソード回数と相関することが報告されており，そのメカニズムとしては双極性障害患者の遺伝的変異と関連した神経ネットワークの機能的変化が，気分症状とともに神経認知的変化も引き起こすと想定されている（三村，2008）。また，躁病エピソード中のみならず，寛解期でも神経心理学的障害が残存することが知られている（三村，2008 ; Mur et al., 2007）。

2. 児童・青年期における神経心理学的研究

　第一に，双極性障害の子どもは，定型発達の子どもと比較すると，不測の事態を変える行動を調節することが困難である（Dickstein et al., 2004 ; Gorrindo et al., 2005 ; McClure et al., 2005）。例えば，適切な時に一つの行動をやめたり，別の行動に変えることが困難なのである。このような傾向は，双極性障害の子どもの柔軟性の欠如と関連があるかもしれない（Leibenluft et al., 2008）。

　第二に，双極性障害の子どもは，表情認知の障害をもつことである。まず，健常対照と比較して，表情に示された感情を同定することが困難で

あった（McClure et al., 2005）。このような傾向は，ADHDや不安・うつ病性障害の子どもより強いという（Guyer et al., 2007）。次に，双極性障害の子どもは普通の表情を否定的に解釈する傾向がある（Rich et al., 2006）。健常対照よりも普通の表情をより敵意のある，恐怖を感じる表情と誤解釈するという。さらに，双極性障害の子どもは感情を同定するためにより強い感情表出が必要であった（Leibenluft et al., 2008）。このように，表情の情報処理に障害があると考えられるのである。

III　脳画像研究

1. 形態画像研究

　脳の形態画像研究についてはMRI（Magnetic Resonance Imaging）を用いた多くの検討がなされてきた。児童期双極性障害の形態画像研究としては，健常対照と比較して扁桃体の体積が有意に小さいという所見が報告されている（Blumberg et al., 2003a ; DelBello et al., 2004）。一方，成人双極性障害のMRI研究では，扁桃体の体積の増加あるいは変化がないという報告がある（Nugent et al., 2006）。双極性障害の子どもの前頭前野および線条体において体積が減少しているという報告があるが，健常対照と有意な差はないという報告も存在する（Leibenluft et al., 2008）。

2. 機能画像研究：fMRI（functional MRI）

　機能画像研究，特にfMRIは注意や情動刺激の処理，あるいは実行機能などの特異的な機能に関連した脳活動を研究することができる。双極性障害の子どもにおいて，普通の表情を威嚇的な表情と誤認識するときや，普通の表情を敵意のある表情と感じるときに扁桃体の過活動が示された（Rich et al., 2006）。また，怒りの表情や幸せの表情の情報処理においても扁桃体の活動性が亢進しているという報告がある（Pavuluri et al., 2006）。また，双極性障害の子どもが普通の表情を敵意と誤解釈したとき腹側前頭前野の活動性の亢進を認めたという報告（Rich et al., 2006）と，怒りの表情と幸せの表情に対する反応では腹側前頭前野の活動性は低下したという報告がある（Pavuluri et al., 2006）。

　扁桃体や前頭前野と同様に，小児双極性障害患者の線条体の活動性の報告も行われている。双極性障害の子どもは健常対照と比較して，Stroop testの干渉的認知機能検査において線条体の活動性が亢進したという報告がある（Blumberg et al., 2003b）。また，運動阻害課題を用いると，線条体の活動性が低下した（Leibenluft et al., 2007）。

　以上をまとめると，双極性障害の子どものfMRI研究において，扁桃体，前頭前野および線条体の活動性の異常な反応が示されているが，その反応はいまだに一定の結果には至っていないのが現状である。

文　献

Badner JA, Gershon ES : Mata-analysis of whole-genome linkage scan of bipolar disorder and schizophrenia. Molecular Psychiatry, 7 ; 405-411, 2002.

Bertelsen A, Harvald B, Hauge M : A Danish twin study of manic-depressive disorders. British Journal of Psychiatry, 130 ; 330-351, 1977.

Blumberg HP, Kaufman J, Martin A et al. : Amygdala and hippocampal volumes in adolescents and adults with bipolar disorder. Archives of General Psychiatry, 60 ; 1201-1208, 2003a.

Blumberg HP, Martin A, Kaufman J et al. : Frontostriatal abnormalities in adolescents with bipolar disorder: preliminary observations from functional MRI. American Journal of Psychiatry, 160 ; 1345-1347, 2003b.

DelBello MP, Zimmerman ME, Milla NP et al. : Magnetic resonance imaging analysis of amygdala and other subcortical brain regions in adolescents with bipolar disorder. Bipolar Disorders, 6 ; 43-52, 2004.

Dick DM, Foroud T, Flury L et al. : Genomewide linkage analysis of bipolar disorder: a new sample of 250 pedigrees from the National Institute of Mental Health Genetics Initiative. American Journal of Human Genetics, 73 ; 107-114, 2003.

Dickstein DP, Treland JE, Snow J et al. : Neuropsychological performance in pediatric bipolar disorder. Biological Psychiatry, 55 ; 32-39, 2004.

Ewald H, Flint T, Kruse TA et al. : A genome-wide scan shows significant linkage between bipolar disorder and chromosome 12q24.3 and suggestive linkage to chromosomes 1q22-21, 4p16, 6q14-22, 10q26 and 16p13.3. Molecular Psychiatry, 7 ; 734-744, 2002.

Geller B, Badner JA, Tillman R et al. : Linkage disequilibrium of the brain-derived neurotrophic factor Val66Met polymorphism in children with a prepubertal and early adolescent bipolar disorder phenotype. American Journal of Psychiatry, 161 ; 1698-1700, 2004.

Gorrindo T, Blair RJ, Budhani S et al. : Deficit on a probabilistic response-reversal task in patients with pediatric bipolar disorder. American Journal of Psychiatry, 162 ; 1975-1977, 2005.

Guyer AE, McClure EB, Adler A et al. : Specificity of facial expression labeling deficits in childhood psychopathology. Journal of Child Psychology and Psychiatry, 48 ; 863-871, 2007.

Hodgins S, Faucher B, Zarac A et al. : Children of parents with bipolar disorder. A population at high risk for major affective disorders. Child and Adolescent Psychiatric Clinics of North America, 11 ; 533-553, ix, 2002.

河茂聖哉, 菊山裕貴, 米田博：臨床遺伝学と分子遺伝学. 大森哲郎編：双極性障害 (精神科臨床リュミエール, No.6), pp.108-116, 中山書店, 2008.

Keikhaee MR, Fadai F, Sargolzaee MR et al. : Association analysis of the dopamine transporter (DAT1) -67A/T polymorphism in bipolar disorder. American Journal of Medical Genetics. B Neuropsychiatric Genetics, 135 ; 47-49, 2005.

Kelsoe JR : Arguments for the generic basis of the bipolar spectrum. Journal of Affective Disorders, 73 ; 183-197, 2003.

Leibenluft E, Rich BA, Vinton DT et al. : Neural circuitry engaged during unsuccessful motor inhibition in pediatric bipolar disorder, American Journal of Psychiatry, 164 ; 52-60, 2007.

Leibenluft E & Dickstein DP : Bipolar disorder in children and adolescents. In: Rutter M, Bishop, D, Pine D et al.: Rutter's Child and Adolescent Psychiatry, 5th edition, Chapter 38. pp.613-627, Oxford, Blackwell, Science, 2008.

McClure EB, Treland JE, Snow J et al. : Deficit in social cognition and response flexibility in pediatric bipolar disorder. American Journal of Psychiatry, 162 ; 1644-1651, 2005.

McQueen MB, Devlin B, Faraone SV et al. : Combined analysis from eleven linkage studies of bipolar disorder provides strong evidence of susceptibility loci on chromosomes 6q and 8q. American Journal of Human Genetics, 77 ; 582-595, 2005.

Middleton FA, Pato MT, Gentile KL et al. : Genomewide linkage analysis of bipolar disorder by use of a high-density single-nucleotide-polymorphism (SNP) genotyping assay: a comparison with microsatellite marker assays and finding of significant linkage to chromosome 6q22. American Journal of Human Genetics, 74 ; 886-897, 2004.

三村將：神経心理学. 上島国利, 樋口輝彦, 野村総一郎他編：気分障害. pp.281-289, 医学書院, 2008.

Nugent AC, Milham MP, Bain EE et al. : Cortical abnormalities in bipolar disorder investigated with MRI and voxel-based morphometry. NeuroImage, 30 ; 485-497, 2006.

Mur M, Portella MJ, Martinez-Aran A et al. : Persistent neuropsychological deficit in euthymic bipolar patients: executive function as a core deficit. Journal of Clinical Psychiatry, 68 ; 1078-1086, 2007.

尾崎紀夫, 吉田契造：遺伝学, 分子遺伝学. 上島国利, 樋口輝彦, 野村総一郎他編：気分障害. pp.201-218, 医学書院, 2008.

Pavuluri MN, O'Connor MM, Harral E et al. : Affective neural circuitry during facial emotion processing in pediatric bipolar disorder. Biological Psychiatry, 62 ; 158-167, 2006.

Rich BA, Vinton DT, Roberson-Nay R et al. : Limbic hyperactivation during processing of neutral facial expressions in children with bipolar disorder. Proceedings of the National Academy of Sciences of the United States of America, 103 ; 8900-8905, 2006.

Savitz J, Solms M, Ramesar R : Neuropsychological dysfunction in bipolar affective disorder: a critical opinion. Bipolar Disorders, 7 ; 216-235, 2005.

Segurado R, Detera-Wadleigh SD, Levinson DF et al. : Genome scan meta analysis of schizophrenia and bipolar disorder, part III: Bipolar Disorder. American Journal of Human Genetics, 73 ; 49-62, 2003.

Smoller JW & Finn CT : Family, twin, and adoption studies of bipolar disorder. American Journal of Medical Genetics. C. Seminars in Medical Generics, 123 ; 48-58, 2003.

第9章 子どもの双極性障害は大人へ移行していくのか

I 大学病院における双極性障害のカルテ調査から

 2005年4月時点で大学病院に通院している双極性障害患者の中で,児童・青年期に発症し,一定期間経過を観察することができた症例の臨床的特徴と転帰について検討を行った(傳田ら,2007;傳田,2008)。すなわち,大学病院に通院中のすべての双極性障害患者の中で,児童・青年期に発症し,成人期まで通院している症例はどれくらい存在し,どんな病像を呈し,どのような経過をたどるのかを検討した。

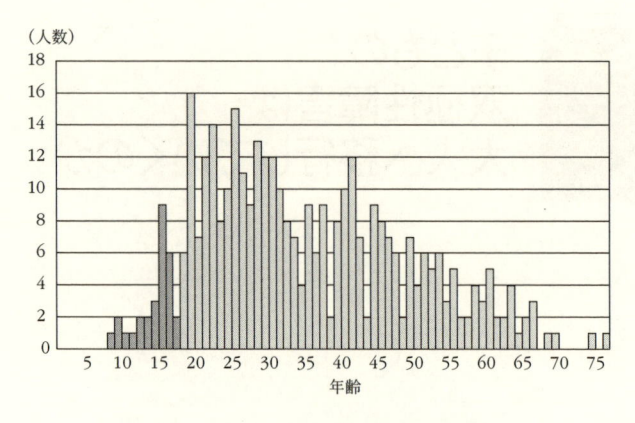

図 9-1 双極性障害の発症年齢の分布

I. 対象と方法

2005年4月時点で北海道大学病院精神科に通院中の全患者5112人のうち，ICD-10で双極性障害と診断された症例は369例であった。その内，17歳以下で発症した症例は28例（7.6％）であった。その中から，双極性障害の確定診断後少なくとも3年以上観察できた16例を検討の対象とした（図9-1）。対象症例16例の，患者背景，前駆症状，臨床症状，経過，転帰（現在の社会的状況）について検討を行った。

2. 患者背景

　対象患者16例（男性3例，女性13例）の発症年齢の平均は14.3±2.5（9〜17）歳であり，児童期発症は5例であった。現在の年齢の平均は33.1±10.8歳，平均治療期間は11.3±6.6（3〜24）年，罹病期間の平均は17.7±10.9年であった。また，精神疾患の遺伝歴は11例（気分障害9例，その他2例）であった。

3. 臨床症状

　初診時診断は気分障害10例（大うつ病性障害5例，双極性障害4例，季節性うつ病1例），摂食障害3例，若年周期精神病1例，社会不安障害1例，不登校1例であった。

　双極性障害の初回エピソードの症状は2例が躁状態から，14例がうつ状態から発症していた。最終診断は双極I型障害3例，双極II型障害13例であった。

　経過中の併存障害 comorbidity は，摂食障害4例，パニック障害2例，社会不安障害1例，アルコール依存症1例であった。カルテ上では，既往歴として，ADHDおよび広汎性発達障害は1例も認められなかった。

　16例中4例が発症当初に急速交代型あるいは混合性エピソード様症状を呈した。この4例の発症年齢の平均は12.3±2.6歳であり，その他の症例（平均発症年齢15.1±2.1歳）と比較して有意に（$p<0.05$, t検定）低年齢であり，全例女性であった。

　Gellerら（1998）の主張する日内交代型を示す症例やBiedermanら（1996）

- 第1型： 急速交代型で発症するが，次第に病相の間隔が延びて急速交代型で発症するが，次第に病相の間隔が延びて安定していく群(4例)

- 第2型： 定型的な病相で発症し，次第に病相の間隔が延び，病相の振幅も軽減しながら安定化していく群(8例)

- 第3型： 児童・青年期に1度うつ病相を呈した後，数年から十数年の寛解期を経たあと，青年期・成人期に再発する群(4例)

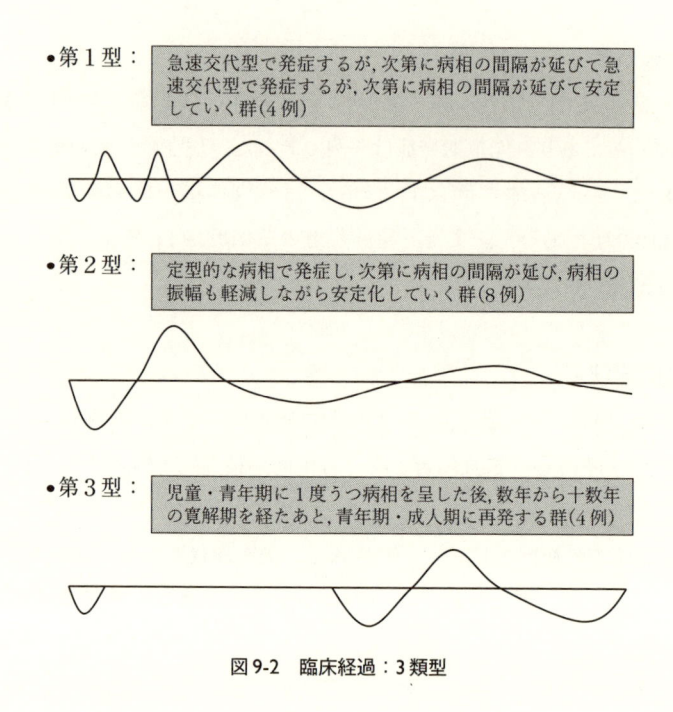

図9-2　臨床経過：3類型

が主張する慢性的な易刺激性が持続する症例は認められなかった。

4. 臨床経過

　対象の16例は臨床経過から3型に分類することができた（図9-2）。第1型は，当初は急速交代型で発症するが，次第に病相の間隔が延びて安定していくタイプである（4例）。第2型は，定型的な病相で発症し，次第に病

相の間隔が延び，病相の振幅も軽減しながら安定化していくタイプである（8例）。第3型は，児童・青年期に1度うつ病相を呈した後，数年から十数年の寛解期を経たあと，青年期・成人期に再発するタイプである（4例）。

躁病エピソードの初発年齢，すなわち双極性障害と診断が確定した年齢の平均は18.8歳であり，うつ病で発症した症例が躁状態を呈するまでの期間は平均6.3年であった。平均入院回数は1.9回であり，半数の8例が経過中に自殺を企図していた。薬物療法は，気分安定薬，抗うつ薬，抗精神病薬，甲状腺ホルモンなどの多剤が併用されることが多かった。

5. 転帰および社会適応状況

最終学歴は大学卒4例（25％），短大卒2例（12.5％），専門学校卒1例（6.3％），高卒6例（37.5％），高校中退3例（18.8％）であった。婚姻については，7例に婚姻歴があり（2例は離婚），4例に出産歴があった。

現在の社会適応状況は，Mastersonの基準（Masterson et al., 1956）に従えば，寛解2例，改善6例，軽度改善8例，不変・悪化0例であった。現在の就労状況としては，正規就労2例，アルバイト2例，主婦4例，家事手伝い1例，ボランティア1例，大学生1例，デイケア通所3例，無職2例であった。現在の全般的社会機能（GAF）の平均スコアは60.6±9.9点であった。GAFスコアと寛解期間に有意な相関があり（Spearmanの相関係数0.525，p値0.037），経過中の寛解期間が長ければ長いほど良好な転帰を示す可能性が示唆された。

6. 大学病院受診例のまとめ

　大学病院受診例をまとめると，児童・青年期に発症した双極性障害の特徴は以下の通りである。①高率（68.8％）に遺伝歴を認めた。②若年発症群に急速交代型あるいは混合エピソード様症状がみられた。③カルテ上では，既往歴にADHDや広汎性発達障害は認められなかった。④臨床経過は，当初は急速交代型で発症するが，次第に病相の間隔が延びて安定していくタイプ，定型的な病相で発症し，次第に病相の間隔が延び，病相の振幅も軽減しながら安定化していくタイプ，児童・青年期に1度うつ病相を呈した後，数年から十数年の寛解期を経たあと，青年期・成人期に再発するタイプの3型に類型化することができた。⑤Gellerらの主張する日内交代型を示す症例やBiedermanらの主張する慢性的な易刺激性が持続する症例は認められなかった。⑥長期間の経過の中で併存障害が多く認められるようになった。⑦経過中に約半数が自殺企図を行っていた。⑧薬物療法は多剤を併用する傾向にあった。⑨転帰は寛解12.5％，改善37.5％，軽度改善50％であった。再発し慢性化する症例も少なくないが，良好な社会適応を示す症例も存在した。⑩GAFスコアと寛解期間に有意な相関があり，経過中の寛解期間が長ければ長いほど良好な転帰を示す可能性が示唆された。

7. 考察
1）大人の精神科臨床からみた子どもの双極性障害

　以上の結果は，大学病院精神科に通院中の児童・青年期に発症した双極性障害の特徴である。児童精神科専門外来はないため，ADHDや広汎性発達障害の受診は多くはない。この結果は，一般の成人中心の精神科外来を概ね反映しているということができるのではないか。双極性障害の平均発症年齢が20歳（DSM-IV-TR（American Psychiatric Association, 2000））であることを考えると，17歳以下で発症した症例が7.6%であったことは，予想以上に少ない結果といえよう。児童精神科専門病院では異なった様相を呈する可能性があると考えられる。

　対象の16例の多くは，他病院からの紹介あるいは転院や，成人になってはじめて受診したケースが多く，発症から現在まで継続して観察しているのは症例呈示した症例Aの1例のみである。わが国においては，ADHDや広汎性発達障害の受診がさほど多くない一般の精神科外来では，当科と同様に，Gellerらの主張する日内交代型を示す症例やBiedermanらの主張する慢性的な易刺激性が持続する症例に遭遇することはほとんどないのではないだろうか。すなわち，成人の精神科臨床からみると，子どもの双極性障害はきわめて稀ということになる。

2）小児科発達障害クリニックからみた双極性障害

　筆者は2008年より，発達障害の子どもを中心に診療する小児科クリニックで，週1回の児童精神科外来を始めた。ADHDや広汎性発達障害の子どもの受診が多くを占める小児科発達障害クリニックである。そこで

初めて，Gellerらの主張する日内交代型を示す症例やBiedermanらが主張する慢性的な易刺激性が持続する症例を経験したのである。小児科医から見ると双極性障害という認識はなく，きわめて情緒不安定なADHDあるいはいつもイライラして不機嫌を爆発させる広汎性発達障害という診断が下されている症例の中に，症例E，Fのような双極性障害が含まれていたのである。そのような症例は，北米の報告のように多くはないが，確実に存在することは間違いのない事実である。

　そのような視点で，翻って大学病院に通院中の気分障害患者を改めて検討してみると，幼少期に多動傾向があったり，軽症ではあるが現在も広汎性発達障害の傾向を認めたり，患者の子どもにADHDや広汎性発達障害の診断がつくことが決して稀ではないことが明らかになってきたのである。ただし，ADHDや広汎性発達障害の診断は，詳細な生育歴を聴取し，各種検査を施行したうえで慎重に行わなければならないことは言うまでもない。今後はADHD・広汎性発達障害と気分障害の関係をより総合的に研究していく必要があるだろう。

Ⅱ　子どもの双極性障害は大人へ移行していくのか

1. 成人期早期までの経過

　Lewinsohnら（2000）によると，1,507名の高校生において，17名の双極性障害（BP-I：4名，BP-II：11名，気分循環性障害：2名），48名のSUB（閾値下双極性障害），49名の破壊的行動障害が同定され，追跡された。平均24歳の時点で，青年期双極性障害の27％が双極性障害へ移行し，ほぼ同率の人がそれぞれ境界性人格障害と反社会性人格障害へ移行した。青年期SUBは2％が双極性障害へ移行し，41％が大うつ病性障害へ移行し，11％が境界性および反社会性人格障害へ移行した。ただし，この研究ではGellerらが主張する超日内サイクルの双極性障害は見出されなかったという。

　Gellerら（2005）によるPEA-BP-I（Gellerらは児童期・前青年期の双極性障害PEA-BPを独自の診断基準を用いて定義している。また，成人の双極Ⅰ・Ⅱ型に準じて，躁状態が強いものをPEA-BP-I，躁状態が軽いものをPEA-BP-IIとしている）臨床例の追跡研究では，PEA-BP-Iの54例が成人期早期（平均21歳）まで追跡された。成人期早期の診断は，エピソード的な（典型的な）双極Ⅰ型障害が8例（15％），超日内サイクルの双極Ⅰ型障害が16例（30％），単極性うつ病が16例（30％），気分障害でないものが14例（25％）であった。この研究は児童期・前青年期の双極性障害を成人期まで追跡した唯一の研究である。PEA-BPの一部が成人期の双極性障害へ移行する可能性を示した研究と考えられる。

このGellerらの研究は，PEA-BPが成人期の双極性障害へ移行する可能性が高いことを示すものだろうか。あるいは，PEA-BPが成人期の双極性障害へ移行しない例も少なくないことを示しているのだろうか。この問題に関しては，次に述べる児童・青年期のうつ病の経過が示唆的である。

2. 児童・青年期のうつ病の経過

　児童・青年期のうつ病は，児童期発症のうつ病と青年期発症のうつ病に大別することが可能である。児童期発症のうつ病は青年期発症のうつ病に比べて，発症頻度は少なく，男子優位を示し，他の精神障害（特に，ADHD，反抗挑戦性障害，素行障害）を併存することが多く，家族機能の障害（虐待など）と強く関連し，成人のうつ病へ移行する可能性が少ないと考えられている。そして，その予後はうつ病ではなく，併存するADHD，反抗挑戦性障害，素行障害などの予後に近似していくという（Harrington et al., 2002）。

　一方，青年期発症のうつ病は児童期発症型とは対照的に，発症率は高く，成人の発症率に近似し，女性優位であり，ADHD，反抗挑戦性障害，素行障害などの併存率は少なく，家族機能の障害も少なく，気分障害の家族歴が高く，成人のうつ病へ移行する可能性が高く，その予後もうつ病の予後に一致していくと考えられている（Harrington et al., 2002）。

　このように，近年の研究によると，児童期発症のうつ病は青年期以降に発症するうつ病と異なる臨床単位である可能性がある。予後に関しては，今後更なる症例の蓄積が必要であろう。

3. 児童・青年期の双極性障害の本態は何か

　児童・青年期の双極性障害も，児童期発症の双極性障害と青年期発症の双極性障害に分けて考える必要があるだろう。まず，青年期発症の双極Ⅰ型障害が成人期双極性障害と連続していることには多くの研究者が同意している（鈴木，2009）。これは青年期うつ病が成人のうつ病へ移行していく可能性が高いことと同様である。

　一方，児童期発症の双極性障害については，大学病院に通院している双極性障害症例の検討から，児童期から双極Ⅰ型障害の病像を呈し，成人へ移行する症例もわずかであるが存在するが，実際にはきわめて稀である。そのように考えると，児童期発症の双極性障害と青年期発症の双極性障害は，児童・青年期のうつ病のように，異なった臨床単位である可能性が考えられるのである。

　児童期発症の双極性障害は，気分障害だけで説明できる症例は多くはなく，ADHD，反抗挑戦性障害，素行障害などの破壊的行動障害と併存し，あるいは家族機能の障害（虐待など）も影響して，混合した病像を呈する症例が多いのではないか。広汎性発達障害と併存して両者の病像を示す症例もいると考えられる。あるいは，中枢刺激薬（メチルフェニデート）や抗うつ薬の影響を受けて，不安定な病像を呈する例もあるのではないだろうか。児童や青年に対する中枢刺激薬や抗うつ薬の使用の増加が，素因のある児童や青年で双極性障害が発症するリスクを高めている可能性を指摘する研究者もいる（Cicero et al., 2003 ; Reichart et al., 2004）。したがって，児童期双極性障害は，双極性障害，ADHD，反抗挑戦性障害，素行障害

などの破壊的行動障害，さまざまな発達障害，薬物の影響，家庭要因などが相互に関連して発症する病態と考えられる。

予後は，双極性障害のまま経過する症例も存在するが，むしろ数はそれほど多くはないのではないだろうか。多くの症例において双極性は次第に減衰し，児童期発症のうつ病と同様に，併存するADHDや素行障害などの予後に同一化していく可能性があると考えられる。

4. 子どもの双極性障害に対する薬物の影響

第2章で述べた通り，近年北米において児童・青年期の双極性障害の診断が急速に増加している。その理由の一つは診断の問題であることはすでに述べた通りである。成人の診断基準では特定不能の双極性障害（BP-NOS）と診断される子どもに対して，Gellerらのグループの PEA-BP のような研究者独自の診断基準が一般で用いられることによって，過剰診断が行われている可能性があると思われる。今後の DSM-5 の動向は次章で述べる。

もう一つの可能性は薬物の影響である。上述のように，Ciceroら（2003）は抗うつ薬および中枢刺激薬を服用していた双極性障害の子どもが，それらを服用していない子どもよりもより早期に双極性障害を発症していたと報告した。また，Reichartら（2004）は北米における抗うつ薬および中枢刺激薬の使用の増加が，素因のある子どもたちにおいて双極性障害が発症するリスクを高めているのではないかと警鐘を鳴らしている。

本書で提示した症例Cは，抗うつ薬（SSRI：フルボキサミンなど）によるactivation syndromeとして混合状態を呈し，その後の経過においても急

速交代型であり，軽躁状態のときに混合状態を示した。症例EではADHD治療のために中枢刺激薬であるメチルフェニデートを服用中に，一時的に日内交代型あるいは混合状態を呈したケースである。また，症例Fでは，SSRIによるうつ病の回復過程において躁転し，混合状態を呈したケースである。いずれも，抗うつ薬（SSRI：セルトラリン）および中枢刺激薬（メチルフェニデート）が躁状態あるいは混合状態発症のきっかけになっている可能性は否定できない。今回は自戒を込めて，自験例の中で抗うつ薬や中枢刺激薬が双極性障害発症の引き金になっている可能性のある症例を掲載させていただいた。掲載に関して積極的に同意していただいた子どもたちおよびご家族に感謝したいと思う。

一方，Tillman & Geller（2006）は，児童期のADHD臨床例81例を青年期まで追跡した研究で，6年後の評価時に22.2%がPEA-BP-Iに，9.9%がPEA-BP-IIに移行し，67.9%はADHDのままであったと報告した。対象のADHD81例は93.8%が中枢刺激薬を，33.8%が抗うつ薬を，31.3%が双方を服用していた。しかし，中枢刺激薬の使用の少なさがむしろ双極性障害への移行と関連し，抗うつ薬の使用の有無は双極性障害への移行と関連がなかったと結論づけたのである。これはやや意外な結果である。

筆者らの研究では，1995年から1999年まで（SSRIおよびSNRI発売前）に大学病院を受診した大うつ病性障害患者46例においては，治療経過中に診断が双極性障害へ変更になった症例は1例も認められなかった（傳田ら，2001）。しかし，2001年から2005年までの大うつ病性障害患者71例においては，8例（11.2%）が治療経過中に躁転し双極性障害に診断が

変更になったのである（清水ら，2007）。後者においてはほとんどの症例がSSRIあるいはSNRIを使用していた。SSRIおよびSNRIが従来の三環系抗うつ薬よりうつ病を躁転させやすいというエビデンスはないが，三環系抗うつ薬よりも抗コリン作用（鎮静，口渇，便秘など）などの副作用が少ないために，SSRIやSNRIでは，子どもにおいても増量しやすいことが躁転と関連がある可能性が考えられる。

　子どもの双極性障害に対する薬物の影響については，いまだに結論は出ていないのが現状ではあるが，抗うつ薬および中枢刺激薬が双極性障害の発症を早めたり，素因のある子どもの発症リスクを高めている可能性は十分に考えられることである。したがって，子どものうつ状態に対するSSRIやSNRIの使用，およびADHDや広汎性発達障害に対する中枢刺激薬や抗うつ薬の使用に際しては，つねに躁転あるいは情動不安定化の可能性を想定しながら，十分かつ細心な注意が必要であると考えられる。

文　献

American Psychiatric Association : Diagnostic and Statistical Manual of Mental Disorders, 4th Edition Text Revision (DSM-IV-TR). Washington, DC, American Psychiatric Association, 2000.

Biederman J, Faraone S, Mick E et al. : Attention-deficit hyperactivity disorder and juvenile mania : an overlooked comorbidity? Journal of American Academy of Child and Adolescent Psychiatry, 35 ; 997-1008, 1996.

Cicero D, El-Mallakh R, Holman J et al. : Antidepressant exposure in bipolar children. Psychiatry, 66 ; 317-322, 2003.

傅田健三, 佐々木幸哉, 朝倉聡他：児童・青年期の気分障害に関する臨床的研究. 児童青年精神医学とその近接領域, 42；277-302, 2001.

傅田健三：子どもの双極性障害. こころの科学, 131；67-71, 2007.

傅田健三：小児期の双極性障害. 大森哲郎編：双極性障害（専門医のための精神科臨床リュミエール, No.6, pp.28-37, 中山書店）

Geller B, Williams M, Zimerman B et al.：Prepubertal and early adolescent bipolarity differentiate from ADHD by manic symptoms, grandiose delusions, ultra-rapid or ultradian cycling. Journal of Affective Disorder, 51；81-91, 1998.

Geller B & Tillman R：Prepubertal and early adolescent bipolar I disorder：Review of diagnostic validation by Robins and Guze criteria. Journal of Clinical Psychiatry, 66 [suppl.7]；21-28, 2005.

Harrington R：Affective disorders. In：Rutter M & Taylor E (eds)：Child and Adolescent Psychiatry, 4th edition, Chapter 29. pp.463-485, Oxford, Blackwell Science, 2002.（長尾圭造, 宮本信也監訳：児童青年精神医学. 明石書店, 2007）

Lewinsohn PM, Klein DN, Seeley JR：Bipolar disorder during adolescence and young adulthood in a community sample. Bipolar Disorder, 2 (3 Pt 2)；281-293, 2000.

Masterson JF：Prognosis in adolescent disorders：schizophrenia. Journal of Nervous and Mental Disease, 124；219-232, 1956.

Reichart C & Nolen W：Earlier onset of bipolar disorder in children by antidepressants or stimulants? An hypothesis. Journal of Affective Disorder, 78；81-84, 2004.

清水祐輔, 賀古勇輝, 北川信樹他：児童・青年期の大うつ病性障害における抗うつ薬（主にSSRI, SNRI）による情動変化および自殺関連事象の臨床的研究. 児童青年精神医学とその近接領域, 48；503-519, 2007.

鈴木太：注意欠陥多動性障害と双極性障害. 児童青年精神医学とその近接領域, 50；356-376, 2009.

Tillman R & Geller B：Controlled study of switching from attention-deficit/hyperactivity disorder to a prepubertal and early adolescent bipolar I disorder phenotype during 6-year prospective follow-up：Rate, risk, and predictors. Development and Psychopathology, 18；1037-1053, 2006.

第Ⅴ部 DSM-5への展望

第10章 DSM-5のドラフト

I 破壊的気分調節不全障害（Disruptive Mood Dysregulation Disorder：DMDD）とは何か
（当初は「不快気分を伴う機嫌調節不全障害：TDD」）

　2010年2月10日，米国精神医学会（American Psychiatric Association：APA）からDSM-5（Diagnostic and Statistical Manual of Mental Disorders, 5th edition）ドラフトが発表された（American Psychiatric Association, 2010）。児童・青年期の双極性障害にとっては大きな変化が見られた。「通常，幼児期，小児期，または青年期に初めて診断される障害」の章に，「不快気分を伴う機嫌調節不全障害 Temper Dysregulation Disorder with Dysphoria：TDD」という病名が新たに作られたのである（American Psychiatric Association, 2010）。これは後に，「破壊的気分調節不全障害 Disruptive Mood Dysregulation Disorder：

DMDD」という名称に変更になり,「うつ病性障害 Depressive Disorders」の章に記載されている。この障害は重度で反復する不機嫌の爆発によって特徴づけられる。そして,この診断名は児童期双極性障害の濫用を防ぐために設けられたという。その診断基準を表10-1に示した。

すなわち,通常のストレッサーに対する重度で反復する不機嫌の爆発が特徴であり,その爆発の間欠期の気分状態も,イライラ,怒り,あるいは悲しみなどが続くという。そして,発症は10歳前であり,その状態が少なくとも12カ月間持続している状態をさす。

II DMDDという新しい診断の背景と妥当性

米国精神神経学会のDSM-5タスクフォースは,破壊的気分調節不全障害（DMDD）という新しい診断を提出した背景,理由およびその妥当性について次のように解説している（American Psychiatric Association, 2010）。

1. DMDDの背景

DMDDの背景について以下の3点にまとめることができる。第一に,近年の児童精神医学における双極性障害と診断される子どもたちの明らかな増加という問題である。この背景には,一部の児童精神科医と研究者が独自の診断基準を用いて児童期双極性障害の診断を始めたことも関連している。すなわちDMDDという新しい診断の導入は,児童期双極性障害とい

表 10-1 破壊的気分調節不全障害の診断基準
Disruptive Mood Dysregulation Disorder : DMDD

A. この障害は，通常のストレッサーに反応する重度で反復する不機嫌の爆発によって特徴づけられる．

   (1) 不機嫌の爆発は言語および／あるいは行動によって明らかになる．例えば，人や物に対する言語的な怒り，あるいは身体的攻撃という形をとる．
   (2) その反応は，状況や刺激に対して強さや期間において不釣り合いなほど著しい．
   (3) その反応は，発達レベルに相応しないものである．

B. 頻度：不機嫌の爆発は，平均すると週に3回あるいはそれ以上の頻度で起きる．

C. 不機嫌の爆発の間欠期の気分

   (1) ほとんど毎日，不機嫌の爆発の間欠期の気分は持続的に良くない（イライラ，怒り，そして／あるいは悲しみ）．
   (2) 良くない気分は他人からみても明らかである（例えば，両親，教師，友達など）．

D. 期間：基準A-Cは少なくとも12カ月間持続している．その間，同時に3カ月以上にわたり基準A-Cの症状がない時期がない．

E. 不機嫌の爆発および／あるいは良くない気分は少なくとも2つの状況（家庭，学校，あるいは友達と一緒など）において存在し，少なくとも1つの状況では重度でなくてはならない．

F. 年齢は少なくとも6歳以上である（あるいは発達レベルが同等である）．

G. 発症は10歳前である．

H. 過去において，異常なほど高揚した，または開放的な気分が1日中ほとんどあるいはほとんど日において続き，それが他と区別できる日が1日以上持続したことがない．そして，異常なほど高揚した，または開放的な気分と同時に，躁病の基準"B"（自尊心の肥大または誇大，睡眠欲求の減少，多弁，観念奔逸，注意散漫，目的志向性の活動の増加，あるいはまずい結果になる可能性が高い快楽的活動に熱中すること）のうち3つが発症する，あるいは悪化することがない．異常な高揚気分は，発達的に相応しい気分の高揚，例えば明らかに気分が高まる出来事やその期待の分脈の中で起こるものとは区別されなければならない．

表 10-1　破壊的気分調節不全障害の診断基準（続き）
Disruptive Mood Dysregulation Disorder : DMDD

I．行動は，精神病性障害あるいは気分障害（大うつ病性障害，気分変調性障害，双極性障害など）の経過中に限定して起こるものではない。または，他の精神障害（広汎性発達障害，外傷後ストレス障害，分離不安障害など）ではうまく説明されない（注：この診断は，反抗挑戦性障害，ADHD，素行障害，そして物質使用障害と併存することができる）。症状は，薬物乱用の直接的な生理学的作用，または一般身体疾患あるいは神経疾患によるものではない。

う診断名の濫用および混乱という事態が生じていることに対する防衛措置といえるだろう。

　第二に，成人の双極性障害とは異なる小児期特有の双極性障害のタイプを新たに作ることは妥当かという問題である。上述したように，一部の児童精神科医と研究者が独自の診断基準を用いて児童期双極性障害を診断し始め，その概念が次第に拡大，拡散している傾向が見られているのである。しかしながら，一方で，児童期，前青年期，青年期においても，典型的な成人型の双極性障害を示す症例が少ないながらも明らかに存在することもまた事実なのである。したがって，小児期特有の双極性障害のタイプを新たに作ることには否定的であると理解してよいだろう。

　第三に，「重度の非エピソード性の易刺激性 severe, non-episodic irritability」は小児期に特有の双極性障害のタイプなのかという問題である。一部の児童精神科医と研究者たち（特にBiederman ら〈1996〉）は，小児期特有の双極性障害は古典的な高揚気分をもつエピソード性のタイプではなく，重度の非エピソード性の易刺激性をもつタイプが特徴的であると主張

表 10-2　重度気分調節障害 Severe Mood Dysreguration（SMD）の診断基準

1. 慢性のイライラ感（易刺激性）。特に怒り，あるいは悲しみの気分。
   上記の気分がほとんど毎日，1 日のうち半分以上続く。
2. 否定的な情動刺激に対する明らかに過剰な反応（不機嫌の爆発，言葉による憤怒，攻撃性）が，少なくとも週に 3 回以上続く。
3. 過覚醒症状（以下の 6 つのうち少なくとも 2 つ）
   ①不眠，②注意散漫，③多弁，④じっとしていられない，⑤観念奔逸／考えが競り合う，⑥対人関係における出しゃばり行動

しているのである。すなわち，この「重度の非エピソード性の易刺激性 severe, non-episodic irritability」が DMDD 概念の中核であり，これが児童期双極性障害と関連があるのか，あるいはそうではないのかという議論が展開されたのである。

2. DMDD という診断カテゴリーを導入した理由

　上記のような背景から，児童期双極性障害の発達的表現型として「重度の非エピソード性の易刺激性 severe, non-episodic irritability」が妥当であるかについて検討が行われたのである。この境界領域の研究を促進するために，NIMH の Leibenluft ら（2003）によって Severe Mood Dysreguration（SMD）という概念が提唱された。SMD の特徴は，①重度の非エピソード性（慢性）の易刺激性，②ストレスに対する怒りの爆発，③過覚醒症状（ADHD 様症状）である（Leibenluft et al, 2003）。その診断基準を表 10-2 に示した。

SMD診断がつく子どもはとても多いと報告されている。Brotmanら（2006）によると，一般の9〜19歳の児童・青年の中に（N＝1420），SMDと診断される子どもは3.3％も存在し，フォローアップ時点での転帰においては双極性障害には発展せず，単極性うつ病との親和性が強かったのである。そして，SMDの子どもの85％はADHD，素行障害（CD），反抗挑戦性障害（ODD）の診断基準も満たしていた。また，詳細は後述するが，さまざまな研究を総合すると，SMDの児童・青年は，転帰，性差，家族歴，病態生理学などの側面においてDSM-IVの古典的な双極性障害とは異なっていたのである。

DMDDはこのSMDをモデルとしているが，3）過覚醒症状（ADHD様症状）が診断基準に含まれないという点で異なるものである。SMDの過覚醒症状はADHDの併存の問題とからんでくるのである。特に，新しい診断基準に過覚醒症状を含めると，ADHDの併存が増加することが予想された。さらに，ADHDを併存しないDMDDの子どもが診断されない可能性があるため，過覚醒症状を入れないことにしたとのことである。しかしながら，SMDとDMDDは非常に近似の概念であり，SMDに関するさまざまなデータがDMDDの妥当性の検証に使われたのである。

さて，DSM-5ドラフトの中にDMDDという新たな診断カテゴリーを導入した理由としては以下のことが考えられる。第一に，SMD／DMDDの症例は少なからず存在するが，DSM-IV-TRでは該当する診断基準がないことがあげられる。第二に，現在までに明らかになっている転帰は，先にも述べたように双極性障害ではなく単極性うつ病と関連するため，本質的

には気分障害に属する病態と考えられることである。第三に，ADHD，CD，ODD と併存することが多いが，病態の本質は気分障害であるため，破壊的行動障害の項目には入れなかったのである。

3. DMDD の妥当性について

　以上の背景と理由から DMDD という新しい診断が作られたのである。結論から言うと，DMDD は児童期双極性障害とは異なる概念であるということである。DMDD の症状のみでは双極性障害と診断することはできず，さらに，DMDD の子どもが典型的な躁病エピソードを示した場合は，DMDD ではなく双極性障害の診断となるのである。それでは，DSM-5 ではなぜ DMDD を双極性障害とは異なる概念としたのであろうか。以下にその妥当性について述べてみたい。

1）双極性障害への連続性がない

　もし DMDD／SMD が本当に児童期の双極性障害の表現型であるならば，この状態であると診断された子どもたちは，大人になったときに典型的な双極性障害に発展していなければならない。この仮説を支持するデータは今のところないのである。すなわち，DMDD／SMD と同じ状態を児童期に呈した子どもたちは（彼らはしばしば間違って双極性障害と診断されていたのだが），青年期あるいは成人期に至っても典型的な双極性障害には発展しないのである。その代わり，先に述べたように，彼らは双極性障害ではなく，単極性うつ病との親和性が強いという。すなわち，気分障害のカテゴリーに入る病態であることは事実のようである。

その他のSMDの転帰研究として，Stringarisら（2010）は84例のSMDを28カ月間フォローアップしたところ，躁状態あるいは混合状態を呈したものはわずか1例のみ（1.2%）であったと報告している。一方，古典的な双極性障害の子どもの転帰は，93例中58例（62.4%）がフォローアップ中に躁状態あるいは混合状態を呈したという。ただし，SMDの研究はおもにNIMHで行われており，その他の機関からの報告はほとんどないのが現状である。

2）生物学的指標が異なる

　現在までのところ，児童期双極性障害の生物学的指標の研究が確立されているわけではない。また，SMD／DMDDの生物学的指標の研究もまだ予備的なものが多く，十分に検討されていない。しかしながら，これまで報告された研究では，表情認知機能や実行注意機能などの認知機能，あるいは扁桃体活動において，SMDと双極性障害は異なった反応を示す結果が報告されている。SMD／DMDDが児童期双極性障害であるならば，その生物学的指標は近似するはずであるが，現在までそれを支持する報告はなされていないのである。

3）患者背景が異なる

　患者背景においても，SMD／DMDDと双極性障害は異なっている。一般に古典的な双極性障害において性差は認められない。しかしながら，児童期双極性障害の外来患者統計では，女性が66.5%と多いのである。一方，SMDにおいては有意に男子が多いこと（疫学的には77.6%，臨床症例では66.7%）が報告されている。また，家族研究においては，双極性障

害の親は SMD の親よりも双極性障害に罹患している可能性が高かったという。

4) 治療と研究に強い影響を与える新しいカテゴリーが必要であった

　DMDD という概念の登場は，DMDD の特徴である「重度の非エピソード性の易刺激性 severe, non-episodic irritability」は双極性障害とは異なるものであることを明らかにした。これによって，この状態を呈する子どもの原因，臨床像，治療に関する研究が促進されるだろう。これは治療のために大きな意味をもっている。例えば，双極性障害の標準的な治療は DMDD をもつ子どもにおいては有効とは言えないことになる。DMDD は双極性障害ではないと明確に示すことにより，研究者はこれまで行っていた双極性障害に対する治療を再考し，より有効な介入方法を探求することになるだろう。

III　その他の改正点

1. 混合性エピソードの改訂

　これまで気分エピソードは，大うつ病エピソード，躁病エピソード，軽躁病エピソード，混合性エピソードの4つに分類されてきた。しかし，混合性エピソードの基準は非常に厳しかった。すなわち，混合性エピソードとはほとんど毎日躁病エピソードと大うつ病エピソードの両方の基準を満たす状態が1週間以上続く状態である。躁病エピソードと大うつ病エピ

ソードが急速に交代する気分の変動があり,入院を必要とするほど重篤である必要があった(混合性エピソードは双極Ⅰ型障害のみ適応)。実地臨床ではこれに該当する症例は非常に稀といわざるを得なかったのである。

　DSM-5では,この混合性エピソードを廃止し,躁病エピソード,軽躁病エピソード,およびうつ病エピソードに,それぞれ混合型の特定用語(mixed features specifier)がつけられるということになった。この改訂は,実地臨床においては実情によくあったものだと考えられる。以下に,混合型の特定用語(mixed features specifier)について解説したい。

2. 混合型の特定用語(mixed features specifier:表10-3)

　この「混合型の特定用語」では,ある特定の気分エピソードの間に,その対極の症状や閾値下の症状からなるエピソードが存在する場合に適応される。これらの混合症状は比較的同時に出現する場合もあるが,また対極の症状が交互に交代して出現する場合もある(例えば,軽躁状態の間にうつ症状が出現したり,その逆であったりする)。

　すなわち,混合型の特定用語(mixed features specifier)とは,まず基盤となる気分エピソードを同定し(躁病エピソード,軽躁病エピソード,うつ病エピソード),それと同時にあるいは交互に対極のエピソードが出現したときに診断するというものである。これまでは,混合性エピソードと診断する場合は,基盤に双極Ⅰ型障害という診断が存在するという前提があったが,今回の改訂では,軽躁病エピソードにおいても混合型をつけることができるようになり,実情によくあった変更になっている。

表 10-3　混合型の特定用語（mixed features specifier）

A．もし躁状態あるいは軽躁状態が優勢ならば，躁病エピソードあるいは軽躁病エピソードの診断基準を満たし，かつ以下の症状のうち少なくとも 3 つがエピソードの間ほぼ毎日存在する．

　（1）主観的にも（悲しく，あるいは虚しく感じる），客観的にも（泣きそうに見える）認められる，顕著な不快気分あるいは抑うつ気分

　（2）すべての，あるいはほとんどすべての活動において（主観的にも，客観的にも），興味あるいは喜びの減退

　（3）ほとんど毎日認められる精神運動抑制（主観的にも，客観的にも存在する）

　（4）易疲労性，または気力の減退

　（5）無価値感，または過剰か不適切な罪責感（単に自分をとがめたり，病気になったことに対する罪の意識ではない）

　（6）死についての反復思考（死の恐怖だけではない），特別な計画のない反復的な自殺念慮，自殺企図，または自殺するためのはっきりとした計画

B．もしうつ状態が優勢ならば，大うつ病エピソードの診断基準を満たし，かつ以下の症状のうち少なくとも 3 つがエピソードの間ほぼ毎日存在する．

　（1）高揚した，開放的な気分

　（2）自尊心の肥大，または誇大感

　（3）普段よりも多弁であるか，喋り続けようとする心迫

　（4）観念奔逸，またはいくつもの考えが競い合っているという主観的な体験

　（5）エネルギー，あるいは目的志向性の活動の増加（社会的，職場内，学校内，あるいは性的のいずれか）

　（6）まずい結果になる可能性が高い活動にますます，過度に熱中すること（例えば，制御のきかない買いあさり，性的無分別，馬鹿げた商売への投資などに専念すること）

　（7）睡眠欲求の減少（不眠と対照的なことは，普段よりも少ない睡眠で休めたと感じる）

C．混合症状は他人からも観察でき，その人の普段の行動からは明らかに変化している．

表10-3 混合型の特定用語（mixed features specifier）（続き）

D．躁状態とうつ状態が同時に診断基準を満たす場合には，躁状態の方が障害が著しく，臨床的にも重篤であるので，「躁病エピソード，混合型」と診断すべきである。
E．混合型の特定用語は，大うつ病性障害および双極Ⅰ・Ⅱ型障害の経過中のうつ病エピソードにも適応される。
F．混合症状は，物質（例：乱用薬物，投薬，他の治療）の直接的な生理学的作用によるものではない。

Ⅲ DSM-5の児童期双極性障害に対する基本的方針

以上から，DSM-5ドラフトにおける米国精神神経学会の児童期双極性障害に対する基本的方針が見えてくる。以下にまとめてみたい。

1. 基本的には成人の双極性障害の診断基準に従うという従来の方針を踏襲した

従来通り，児童・青年期においても基本的には成人の双極性障害の診断基準に従うという方針に変わりはない。大うつ病性障害のように，診断基準の中に児童・青年期特有の項目が記載されることはなかった。その理由としては，①成人の双極性障害の診断基準を満たす症例が稀ではあるが確実に存在する事実があること，②児童・青年期の双極性障害の臨床像は多様かつ多彩であり，研究者によってもさまざまなとらえ方をしていたこと，③ADHD，CD，ODDなどの併存が多く，純粋な子どもの双極性障害の特徴をとらえることが困難であったこと，などによる。基本方針は双極性

障害の診断基準は厳しく守り，過剰診断を防ぐ考えを示したと言える。

2. 重度の非エピソード性の易刺激性のみでは双極性障害とはしないこと

　子どもの双極性障害においては，重度の非エピソード性の易刺激性 severe, non-episodic irritability のみでは躁状態とはしないこととした。それは，新たに「破壊的気分調節不全障害 Disruptive Mood Dysregulation Disorder : DMDD」という概念としてまとめられ，双極性障害とは異なった臨床単位としたのである。すなわち，双極性障害と診断するには，成人と同様に高揚気分や誇大性などの躁状態に特徴的な症状が必要とされたといえよう。

3. Geller らの日内交代型はどうなるのか

　Geller ら（1998）の日内交代型は，「混合型の特定用語（mixed features specifier)」の中に含まれるのではないだろうか。すなわち，きわめて急速に 1 日の中で何回も病相が交代タイプは，いわゆる混合状態の中に含まれていくのではないかと考えられる。そのために，使用しにくかった従来の混合性エピソードの診断基準を変更して，子どもの双極性障害の混合状態を診断できるようにしたと思われる。

4. DSM-5のテキストの中に
「児童期・前青年期の特徴」として記載される

　双極性障害の診断基準には小児特有の注釈は記載されなかったが，テキストの中に「児童期・前青年期の特徴」として詳しく記載されると思われる。それらをまとめると以下の3点になる。①児童期・前青年期は急速交代型あるいは混合状態を呈することが多い。②イライラ感（易刺激性）と同時に，高揚気分や誇大性も示すことが多い。③他の精神障害，特にADHD，反抗挑戦性障害，素行障害などの破壊的行動障害を併存しやすい。

文　献

American Psychiatric Association : American Psychiatric Association, DSM-5 Development. (http://www.dsm5.org/Pages/Default.aspx)

Biederman J, Faraone S, Mick E et al. : Attention-deficit hyperactivity disorder and juvenile mania : an overlooked comorbidity? Journal of American Academy of Child and Adolescent Psychiatry, 35 ; 997-1008, 1996.

Brotman MA, Schmajuk M, Brendan A et al. : Prevalence, clinical correlates, and longitudinal course of severe mood dysregulation in children. Biological Psychiatry, 60 ; 991-997, 2006.

Geller B, Williams M, Zimerman B et al. : Prepubertal and early adolescent bipolarity differentiate from ADHD by manic symptoms, grandiose delusions, ultra-rapid or ultradian cycling. Journal of Affective Disorder, 51 ; 81-91, 1998.

Leibenluft E, Charney DS, Towbin KE et al. : Defining clinical phenotypes of juvenile mania. American Journal of Psychiatry, 160 ; 430-437, 2003.

Stringaris A, Baroni A, Haimm C et al. : Pediatric bipolar disorder versus severe mood dysregulation : risk for manic episode on follow-up. Journal of American Academy of Child and Adolescent Psychiatry, 49 ; 397-405, 2010.

第11章 子どもの双極性障害にどのように対応していくか

　DSM-5 おいて，子どもの双極性障害の診断に変革が行われ，一定の方針が決定した（American Psychiatric Association, 2010）。しかし，子どもの双極性障害は難治性の症例が多く，治療が困難なことに変わりはない。今後われわれは，子どもの双極性障害をどのように考え，実際にどう対応していったらよいのだろうか。

I　子どもの双極性障害の存在を認識すること

　DSM-5ドラフトでは，従来通り児童・青年期においても基本的に成人の双極性障害の診断基準に従うという方針になった。子どもの双極性障害診断の濫用に抑制がかかったと報じられると，わが国の精神科医の中には，日内交代型などの頻回な周期をもつ症例やADHDに併存する気分の変動をもつ症例などは，実は双極性障害ではないのではないかという議論が出てきている。「北米に特異的な現象にすぎない」と述べる人もいる。筆者も，第9章で述べた大学病院に双極性障害で通院中の全患者の調査を行った時には，ADHDや広汎性発達障害の既往をもつ症例が（少なくともカルテ記載上は）1例も存在しなかったことから，北米で報告されている特有の症状をもつタイプの双極性障害にはやや懐疑的な意見をもっていたことは事実である。ADHDの子どもがやや情動不安定になって，一次的に双極性障害の診断基準を満たしているに過ぎないのではないかと考えていた。

　ところが既述のように，小児科発達障害クリニックで診療をはじめると，日内交代型などの頻回な周期をもつ症例やADHDに併存する明らかな双極性障害を次々に経験したのである。「百聞は一見に如かず」である。彼らは決してADHDの子どもが単に情動不安定になっているのではなかった。経験のある精神科医であれば間違いなく双極性障害と診断する症例であった。一次的な病態ではなく，いずれの症例も治療には難渋した。これは重大な問題であると再認識した次第である。

　子どもの双極性障害の研究は確かに北米の一部の研究者が中心になって

行われてきた。だからといって決して独断や偏った考えが先行しているとは思われない。彼らは科学的で緻密に、粘り強く研究を行ってきたと考えられる。一流誌に膨大な数の論文を掲載している。実に25年間にわたり、子どもの双極性障害は成人と異なった表現型をもつのかについて議論を戦わせてきたのだ。そして、その結果としてようやくDSM-5ドラフトに結実したと考えられるのである。その功績は正統に評価されるべきものであると考えられる。わが国では、まず子どもの双極性障害の存在を認識することからはじめなければならないと思う。

この問題は、アスペルガー障害などの発達障害の問題と近似している。10年前、アスペルガー障害は精神科医の中でほとんど認識されていなかった。今ではそれを知らない精神科医はおらず、むしろ過剰診断が問題となっている。しかし、過剰診断が問題となっているからと言って、その存在自体を否定するものはいない。まず、子どもの双極性障害の存在を認めて、その対策を考えていかなければならない。

Ⅱ　どのような対応が必要か

1. 初発のうつ状態にどう対応するか

最近の研究では、成人の双極性障害はその67％がうつ病相で始まると報告されている（井上ら，2007）。そして、明らかな躁病相が出現して双極性障害の確定診断ができるまでに平均すると10年程度の経過観察が必要で

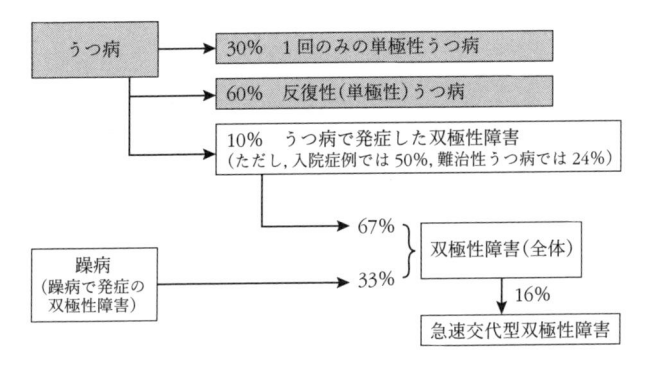

```
うつ病 ─┬─→ 30%  1回のみの単極性うつ病
        ├─→ 60%  反復性(単極性)うつ病
        └─→ 10%  うつ病で発症した双極性障害
                 (ただし,入院症例では50%,難治性うつ病では24%)
                          ↓ 67%
                    双極性障害(全体)
                          ↑ 33%       ↓ 16%
躁病 ────────────────→              急速交代型双極性障害
(躁病で発症の
双極性障害)
```

図11-1 気分障害の診断の移行（井上ら，2007より引用）

あると言われている（Ghaemi et al., 2000）。児童・青年期の場合は，10歳代で大うつ病エピソードを呈した若者の2〜4割が5年以内に双極性障害の病像を示すという報告（Geller et al., 1994 ; Rao et al., 1995）も見られるが，まだ確立されたものはないのが現状である。

図11-1に気分障害の診断の推移を示した（井上ら，2007）。成人の場合は初発のうつ病の少なくとも10%は実際には双極性障害に発展するのである。双極性障害のうつ状態と単極性うつ病の症状はほぼ同じであり，症状論から区別することは困難である。したがって，明らかな躁病相が出現するまでは，双極性障害であってもうつ病の治療をせざるを得ないということがあり得るのである。

Ghaemiら（2001）は表11-1に示すような双極スペクトラム障害という

表 11-1　双極スペクトラム障害

A．少なくとも1回の大うつ病エピソード
B．自然発生的な躁・軽躁病相はこれまでない
C．以下のいずれか1つとDの少なくとも2項目（または以下の2項目とDの1項目）が該当
（1）第一度近親における双極性障害の家族歴
（2）抗うつ薬によって惹起される躁あるいは軽躁
D．Cの項目がなければ，以下の9項目のうち6項目が該当
（1）発揚性パーソナリティ
（2）反復性大うつ病エピソード（3回より多い）
（3）短い大うつ病エピソード（平均3カ月未満）
（4）非定型うつ症状（DSM-IVの診断基準）
（5）精神病性うつ病
（6）大うつ病エピソードの若年発症（25歳未満）
（7）産褥期うつ病
（8）抗うつ薬の効果減弱（wear-off）
（9）3回以上の抗うつ薬治療への非反応

Ghaemi et al., 2001

概念を提出した．双極スペクトラム障害は，将来双極性障害と確定診断される可能性が高く，双極性障害の可能性を考慮して治療すべき病態であると考えられる．その特徴をまとめると，①若年発症である，②双極性障害の家族歴をもつ，③抗うつ薬治療により躁・軽躁エピソードが惹起されや

すい，あるいは抗うつ薬治療に抵抗性（難治性）である，④非定型病像や精神病像を呈しやすい，⑥発揚性の性格をもつなどである。さらに付け加えると，その気分の不安定性や衝動性から境界パーソナリティ障害と誤診されたり，パニック障害，強迫性障害，社会不安障害などの不安障害を併存しやすいため，SSRIなどの抗うつ薬治療が行われやすく，より病像が複雑で不安定になりやすい。また，特に児童・青年期においてはADHDや広汎性発達障害などの発達障害が併存しやすく多彩な病像を呈する。したがって，躁病相を見落とさず，なるべく早期の段階から双極性障害へ発展する可能性を考慮した対応が必要となってくるのである（傳田，2008）。

　特に児童期発症のうつ病の場合，双極性障害への発展の可能性を十分に考慮して，抗うつ薬の使用には慎重になる必要があるだろう。児童期発症のうつ病に対しては，抗うつ薬を使用する前に以下のことを確認することが必要になってくると思われる。①うつ症状に躁成分（例えば，夕方から夜間の高揚気分，イライラ感，多弁，注意散漫など）が混在していないか確認する，②過去に躁症状がなかったか確認する，③家族歴を十分に聴取する，④精神病症状（幻覚，妄想，昏迷など）の有無を確認する，⑤過眠，過食傾向がないかを確認する，⑥ADHDあるいは広汎性発達障害の併存がないか確認する，などである。

　もし双極性障害への発展が疑われる場合も，その対応は決して容易ではない。明らかな躁状態を確認する前に，リチウムやバルプロ酸などの気分安定薬を使用することの是非が問われることになる。症状が軽症の場合は，すぐに薬物を使用することはひかえて，状態を十分に観察し，環境調整や

精神療法的アプローチなどの対応を行う必要がある。呈示した症例Fのようにうつ状態が重症の場合には，睡眠の安定化や鎮静を目的として，クエチアピン，オランザピン，アリピプラゾールなどの非定型抗精神病薬の使用が第一選択となるのではないだろうか。次に，リチウムないしバルプロ酸の使用を試みることになる。

　しかし，非定型抗精神病薬や気分安定薬だけで初発のうつ状態が解決することは多くはない。特にうつ状態が深刻な場合には，非定型抗精神病薬あるいは気分安定薬と同時に抗うつ薬を少量から使用せざるを得ない場合も稀ならず存在する。その場合は，抗うつ薬に対する反応によって，その後の対応を適切に判断する必要がある。抗うつ薬によってイライラ感が増加したり，情動不安定な状態を少しでも呈する場合は，抗うつ薬は中止すべきである。抗うつ薬によってうつ状態が改善した場合も，長期の使用は行わず，次第に減量して，非定型抗精神病薬あるいは気分安定薬の単剤治療へ移行していくという方針をもつ必要がある。

2. 併存障害 comorbidity にどう対応するか

　既述のように，子どもの双極性障害には，ADHD，素行障害，反抗挑戦性障害，不安障害などの併存症が多い。先にも述べたように，Gellerら（1995）によれば，12歳以下の双極性障害患者の88.9%にADHDが併存し，13歳以上の患者では29.4%に併存していたという。ADHDを併存する小児双極性障害の薬物療法のRCTが1つ報告されている。Schefferら（2005）によれば，6～17歳のADHDを併存した双極性障害30例に対し，

バルプロ酸によって躁状態が回復した後，バルプロ酸にADHD治療薬のアンフェタミンを加えた群とプラセボを加えた群を比較した。その結果，バルプロ酸にアンフェタミンを加えた群が，プラセボ群よりもADHD症状により有効であり，アンフェタミンは躁状態を悪化させることはなかったという。このように，ADHDを併存する双極性障害の治療において，まず躁状態を治療し，その後ADHD治療薬の中枢刺激薬の治療を考える必要がある。

　例えば症例Eのように，ADHDに対してすでにメチルフェニデートなどの中枢刺激薬が投与されている場合には，メチルフェニデートが躁状態あるいは混合状態発症のきっかけになっている可能性を考慮し，一旦メチルフェニデートを中止して気分安定薬による双極性障害の治療を優先すべきである。双極性障害に対する十分な治療が行われたと判断したら，多動をはじめとするADHDに関連した行動がどのように変化したかを確認する必要がある。その段階で，気分安定薬単独とするか，気分安定薬と中枢刺激薬を併用するか，再び中枢刺激薬単独とするかを判断することになる。中枢刺激薬を投与する場合も，その前後でADHD症状の評価を行い，効果が認められた場合のみ中枢刺激薬を継続すべきである。

　海外の報告は決して多くないが，症例D，E，Fのように児童・青年期の双極性障害に広汎性発達障害（自閉性障害，アスペルガー障害，特定不能の広汎性発達障害）が併存していると考えられるケースは稀ではない。筆者は広汎性発達障害とADHDが併存した場合に特に双極性障害のリスクが高まるのではないかという印象をもっている。Munesueら（2008）は，

広汎性発達障害の26％に双極Ⅱ型障害を併存すると報告している。わが国と海外の違いとしては，海外ではADHDが過剰診断の傾向にあり，広汎性発達障害の診断は厳しい。それに比べて，わが国では広汎性発達障害がやや過剰診断の傾向にあることが影響しているのかもしれない。いずれにしろ，広汎性発達障害の併存障害として最も多いのは気分障害であることは海外でもわが国でも同じであるので，広汎性発達障害と双極性障害の併存の問題も常に念頭に置く必要があるだろう。

3. 双極性うつ病にどう対応するか

成人においては，双極性障害において生涯のうち7～8割がうつ病相であるといわれており，双極性うつ病 bipolar depression の治療が，今後の双極性障害治療の大きなテーマの一つになっている（大坪，2008）。児童・青年期に関しては，Gellerら（2004）が児童期発症の双極性障害86例（平均発症年齢 7.4±3.5歳，初診時平均年齢10.8±2.7歳）の4年間の経過観察を行った。病的な気分を認めた中で何らかの躁状態（躁病，軽躁病，混合性エピソード）を示した期間が56.9％であり，何らかのうつ状態（大うつ病・小うつ病エピソードあるいは気分変調性障害）を示した期間は47.1％であったという。このことは，児童期発症の双極性障害は成人と比較して躁病相が遷延化しやすいことが示唆されるが，双極性うつ病の治療が重要なテーマであることには変わりはない。

双極性うつ病においては以下のような治療上の困難さが認められる。①抗うつ薬による躁転の危険性があること，②一部は抗うつ薬が影響して急

```
Stage 1   リチウムを服用          リチウムを服用していない
          血中濃度≧0.8mEq/L
                    ↓                    ↓
                    リチウムを開始あるいは継続
                         ↓
                      評価 ―― 有効 → 継続
                         ↓
                  部分的反応あるいは無反応
                         ↓
Stage 2           ラモトリジンを追加
                         ↓
                      評価 ―― 有効 → 継続
                         ↓
                  部分的反応あるいは無反応
                         ↓
Stage 3           SSRI あるいは Bupropion
                         ↓
                      評価 ―― 有効 → 継続
```

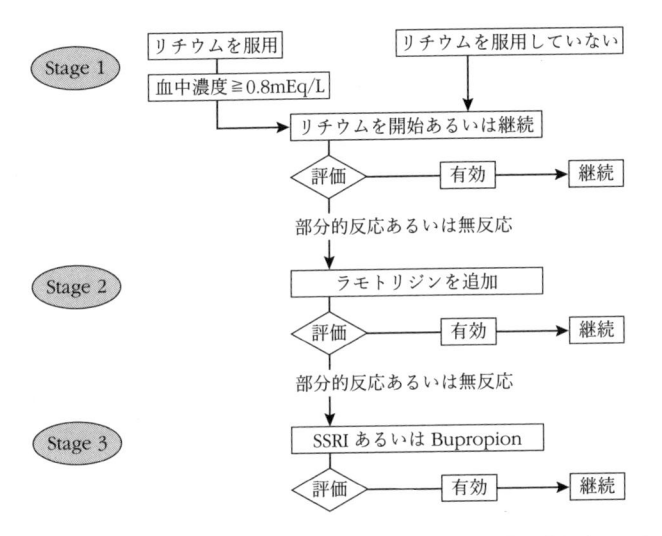

図11-2　児童・青年期の双極性うつ病の治療アルゴリズム（Kowach, 2009 を改変）

速交代型へ移行すること，③抗うつ薬が一旦効いた後に効果がなくなること（wear-off），④複数の抗うつ薬で効果が得られない（治療抵抗性），などである。成人の双極性うつ病におけるRCTでは，リチウム，クエチアピン，オランザピン，オランザピンとフルオキセチンの合剤，およびラモトリジンが有効性を示している（井上ら，2008）。

　児童・青年期の双極性うつ病の薬物療法に関してはエビデンスに乏しく，リチウムとラモトリジンでオープン・スタディが報告されているのみである（Chang et al., 2006 ; Patel et al., 2006）。現時点の限られたエビデンスを

もとに作成されたアルゴリズムが図11-2である（Kowatch, 2009；齊藤, 2010）。まず，リチウムを服用していない場合はリチウムを開始する。リチウム服用中の場合は治療域（血中濃度0.8mEq／L）以上に増量する（Stage 1）。効果が十分でない場合にはラモトリジンを追加することが推奨されている（Stage 2）。もし，十分な効果が得られない場合には，SSRIあるいはbupropionも考慮するとしている（Stage 3）。ただし，最近では，抗うつ薬の使用は最終的に双極性障害の治療に利益をもたらさないことが報告されるようになった（Sidor et al., 2010）。いくつかの報告では，抗うつ薬による躁転の危険性は青年期後期や成人よりも前思春期の子どもにより高いという。

　双極性うつ病の治療は，単極性うつ病の治療とは比較にならないほど複雑で困難である。精神科医にとっては，自分の診断・治療能力のすべてを試される精神疾患であるといっても過言ではない（井上ら，2007）。特に児童・青年期の子どもたちにとっては，彼らの発達と将来を考慮に含めた総合的な治療アプローチが必要であると思われる。

III　子どもの双極性障害をどのように考えるか

　結論から述べると，筆者は子どもの双極性障害の構造を図11-3のように考えている。成人においては気分障害の1～2割が双極性障害と考えられているが，子どもの場合は双極性障害に発展する割合は成人よりも高いと考

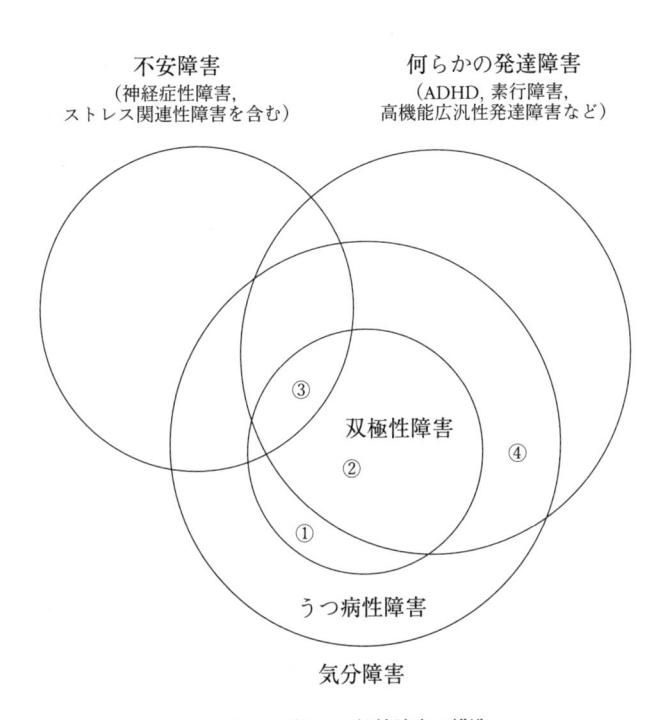

図11-3 子どもの双極性障害の構造

えられる。それがどれくらいの割合なのかは明らかになっていない。

　子どもの双極性障害を図11-3をもとに，①〜④に分けて考えてみたい。このように併存障害の有無，その影響の強弱によってさまざまな病態が考えられるのである。それが，子どもの双極性障害という特有の病態を明確

にすることを困難にしているのだと考えられる。さて，①は併存障害のない子どもの双極性障害である。すなわち，DSM-IV-TR の診断基準を厳密に満たすものである。その数は少ないが間違いなく存在すると考えられる。症例 A がそれに該当する。

　多くの子どもの双極性障害は②に該当すると考えられる。すなわち，ADHD，素行障害，反抗挑戦性障害，広汎性発達障害などの何らかの発達障害を併存障害としてもつものである。共通する特徴としては，急速交代型の病像を示しやすいこと，混合性の病像を示しやすいこと，イライラ感（易刺激性）と同時に，高揚気分や誇大性も示すことなどである。これも症例で示したように，ADHD のみを併存するもの，ADHD と素行障害を併存するもの，広汎性発達障害のみを併存するもの，ADHD と広汎性発達障害を併存するものなど，さまざまな場合が考えられるのである。併存する発達障害の病態の違いにより，発達障害の影響の強弱により，それに子どもを取り巻く環境や薬物療法の影響が加わるために，事例によってそれぞれ病態が異なると言えるのである。

　③は何らかの発達障害が併存した病態に不安障害が加わる場合である。ただパニック障害や社会不安障害が併存する場合もあるが，それはかなり少ないと思われる。多くは何らかの発達障害が併存した病態にストレス関連障害，すなわち虐待や暴力などの家族の問題あるいはいじめや疎外などの学校の問題が加わる場合である。最も重い病態と考えられる。症例 E が当てはまると言えるだろう。PTSD 様症状が加わるとさらに病態が複雑化する。

④はLeibenluftらが提唱したSMDやBiedermanらが主張する重度の慢性的な易刺激性が持続するタイプである。DSM-5ドラフトではDMDDとされた。現在のところ双極性障害に移行することは稀で，大うつ病性障害と親和性があるといわれているが，まだ十分に解明されたという段階ではないと思われる。

　以上のように，子どもの双極性障害は併存障害と密接にかつ複雑に関連した病態である。成人の双極性障害へ発展する事例もあるが，成人には移行せずに併存障害が病態の中心となったり，他の病態へ移行することも稀ではない。それは本当に双極性障害だったのかという意見もあるだろう。しかし，少なくとも児童期および青年期においては明らかに躁病エピソードとうつ病エピソードを呈していたことは間違いのない事実なのである。それは決して，急性一過性のエピソードなのではなく，きちんとした双極性障害の治療が必要な病態であり，難治であることが多い。

　子どもの双極性障害を解明していくには，双極性障害と併存障害の内的関連性の研究が必要になってくる。気分障害とADHDや広汎性発達障害の関係は，いわゆる発達障害の子どもが家庭や学校などのストレスフルな環境におかれて，反応性にうつ状態や躁うつ症状を呈するというだけでなく，生物的な関連性が想定される。今後その方面からの解明が待たれるところである。双極性障害と併存障害の関係が明らかになってくると，治療方針を立てる上でも，治療転帰を考える上でも大きな貢献がもたらされるだろう。今後の研究に期待したいと思う。

文　献

American Psychiatric Association : American Psychiatric Association, DSM-5 Development. (http://www.dsm5.org/Pages/Default.aspx)

Chang K, Saxena K, Howe M et al. : An open-label study of lamotrigine adjunct or monotherapy for the treatment of adolescents with bipolar depression. Journal of American Academy of Child and Adolescent Psychiatry, 45 ; 298-304, 2006.

傳田健三：子どものうつ病 ── 発達障害とbipolarityの視点から．精神科治療学, 23 ; 813-822, 2008.

Geller B, Fox LW, Clark KA : Rate and predictors of prepubertal bipolarity during follow-up of 6- to 12-year-old depressed children. Journal of American Academy of Child and Adolescent Psychiatry, 33 ; 461-468, 1994.

Geller B, Sun K, Zimerman B et al. : Complex and rapid-cycling in bipolar children and adolescents : A preliminary study. Journal of Affective Disorders, 34 ; 259-268, 1995.

Geller B, Tillman R, Craney JL et al. : Four-year prospective outcome and natural history of mania in children with a prepubertal and early adolescent bipolar disorder phenotype. Archives of General Psychiatry, 61 ; 459-467, 2004.

Ghaemi SN, Boiman EE, Goodwin FK et al. : Diagnosing bipolar disorder and the effect of antidepressants : a naturalistic study. Journal of Clinical Psychiatry, 61 ; 804-808, 2000.

Ghaemi SN, Ko JY, Goodwin FK : The bipolar spectrum and the antidepressant view of the world. Journal of Psychiatric Practice, 7 ; 287-297, 2001.

井上猛, 田中輝明, 鈴木克治ほか：治療困難な病態 ── 双極性うつ病．こころの科学, 131 ; 72-76, 2007.

井上猛, 小山司：難治性うつ病．上島国利, 樋口輝彦, 野村総一郎他編：気分障害. pp.512-533, 医学書院, 2008.

Kowatch RA : Pharmacotherap.3 : medication strategies and tactics. In : Kowatch RA, Fristad MA, Findling R (eds.) : Clinical Manual for Management of Bipolar Disorder in Children and Adolescents. pp.173-200, American Psychiatric Publishing, Inc., Washington DC, 2009.

Munesue T, Ono Y, Mutoh K et al. : High prevalence of bipolar disorder comorbidity in adolescents and young adults with high-functioning autism spectrum disorder : a preliminary study of 44 outpatients. Journal of Affective Disorder, 111 ; 170-175, 2008.

大坪天平:薬物選択のガイドライン:アルゴリズムとその解説.上島国利,樋口輝彦,野村総一郎他編:気分障害.pp.109-116,医学書院,2008.

Patel NC, Kupfer DJ, Mansky PA et al. : Open-label lithium for the treatment of adolescents with bipolar depression. Journal of American Academy of Child and Adolescent Psychiatry, 45; 289-297, 2006.

Rao U, Ryan ND, Birmaher B et al. : Unipolar depression in adolescents : clinical outcome in adulthood. Journal of American Academy of Child and Adolescent Psychiatry, 34 ; 566-578, 1995.

齊藤卓弥:児童青年期双極性障害に対する抗うつ薬の使用とその影響.臨床精神薬理, 13 ; 907-912, 2010.

Scheffer RE, Kowatch RA, Carmody T et al. : Randomized placebo-controlled trial of mixed amphetamine salts for symptoms of comorbid ADHD in pediatric bipolar disorder after mood stabilization with divalproex sodium. American Journal of Psychiatry, 162 ; 58-64, 2005.

Sidor MM, Macqueen GM : Antidepressants for the acute treatment of bipolar depression : a systematic review and meta-analysis. Journal of Clinical Psychiatry, 72 ; 156-167, 2010.

付録 | DSM-5 ドラフトの診断分類

DSM-5 ドラフトの診断分類

　2010年2月10日にDSM-5ドラフトが発表された。さらに、2011年6月、パブリックコメントを受けて大幅に修正が加わった。今後は2011年7月から10月まで、フィールドトライアルが行われる予定であるという。現時点（2011年8月1日）におけるAmerican Psychiatric Association（APA）のホームページ上に記載されている新しいDSM-5ドラフトを翻訳し、それに関する筆者なりのコメントを記載した。

　全体を概観して特徴的なことは、第一に、これまで「通常、幼児期、小児期または青年期に初めて診断される障害」とよばれた章がなくなり、「神経発達障害 Neurodevelopmental Disorders」として再編されたことである。第二に、これまで「通常、幼児期、小児期または青年期に初めて診断される障害」に含まれていた、「注意欠如および破壊的行動障害：注意欠如・多動性障害（ADHD）、素行障害（CD）、反抗挑戦性障害（ODD）」の中からADHDのみが分離されて神経発達障害の章に組み入れられ、CDとODDは「破壊的、衝動抑制、および素行障害 Disruptive, Impulse Control, and Conduct Disorders」として新しい章に含められたことである。第三に、「気分障害 Mood Disorders」の章がなくなり、「双極性および関連障害」と「うつ病性障害」に分離されたことである。第四に、これまで「不安障害」の中に含まれていた「強迫性および関連障害」と「外傷およびストレス関連障害」が、それぞれ独立した章となったことである。第五に、パーソナリティに関しては、パーソナリティ障害の有無にかかわらず、すべての患者に対して「パーソナリティ機能」「パーソナリティ障害タイプ」「パーソナリティ特性」の3つのディメンジョンから評価され、従来のようなカテゴリカルな分類ではなく、ディメンジョナル・モデルに立脚した大幅な改訂が行われたことである。

A 神経発達障害 Neurodevelopmental Disorders
　A00-01 知的発達障害 Intellectual Developmental Disorder
　　A00 知的発達障害 Intellectual Developmental Disorder
　　A01 他のどこにも分類されない知的あるいは全般的発達遅滞 Intellectual or Global Developmental Delay Not Elsewhere Classified
　A02-08 コミュニケーション障害 Communication Disorders
　　A02 言語障害 Language Impairment
　　A03 言語発現遅滞 Late Language Emergence
　　A04 特異的言語障害 Specific Language Impairment
　　A05 社会的コミュニケーション障害 Social Communication Disorder
　　A06 音韻障害 Speech Sound Disorder
　　A07 小児期発症流暢生障害 Childhood Onset Fluency Disorder
　　A08 音声障害 Voice Disorder
　A09 　 自閉症スペクトラム障害 Autism Spectrum Disorder
　　A09 自閉症スペクトラム障害 Autism Spectrum Disorder
　A10-11 注意欠如・多動性障害 Attention Deficit/Hyperactivity Disorder
　　A-10 注意欠如・多動性障害 Attention Deficit/Hyperactivity Disorder
　　A-11 他の特定の注意欠如・多動性障害 Other Specified Attention Deficit/Hyperactivity Disorder

A12-15 学習障害 Learning Disorders
    A12 学習障害 Learning Disorders
    A13 読字障害 Dyslexia
    A14 計算力障害 Dyscalculia
    A15 書字表出障害 Disorder of Written Expression

A16-22 運動障害 Motor Disorders
    A16 発達性協調運動障害 Developmental Coordination Disorder
    A17 常同運動障害 Stereotypic Movement Disorder
    A18 トゥレット障害 Tourette's Disorder
    A19 慢性運動性または音声チック障害
         Chronic Motor or Vocal Tic Disorder
    A20 暫定的チック障害 Provisional Tic Disorder
    A21 物質誘発性チック障害
         Substance-Induced (indicate substance) Tic Disorder
    A22 特定不能のチック障害 Unspecified Tic Disorder

◆コメント ─────
　かつて「通常，幼児期，小児期，または青年期に初めて診断される障害」とよばれた章がなくなり，「神経発達障害 Neurodevelopmental Disorders」として再編された。特徴的なことは，第一に，広汎性発達障害（PDD）の名称およびその下位分類（自閉性障害，アスペルガー障害など）を廃止し，自閉症スペクトラム障害（ASD）に統一したこと，第二に，これまで行動障害として考えられてきた「注意欠如および破壊的行動障害：注意欠如・多動性障害（ADHD），素行障害（CD），反抗挑戦性障害（ODD）」の中から注意欠如・多動性障害（ADHD）のみが分離されて神経発達障害としてこの章に組み入れられたことである。そして，ADHDと自閉性スペクトラム障害（ASD）との重複診断も可としたのである。また，チック障害も運動障害として神経発達障害の中に編入された。

B 統合失調症スペクトラムおよび他の精神病性障害
Schizophrenia Spectrum and Other Psychotic Disorders

- B00 統合失調症 Schizophrenia
- B01 失調型パーソナリティ障害 Schizotypal Personality Disorder
- B02 統合失調症様障害 Schizophreniform Disorder
- B03 短期精神病性障害 Brief Psychotic Disorder
- B04 妄想性障害 Delusional Disorder
- B05 失調感情障害 Schizoaffective Disorder
- B06 微弱精神病症候群 Attenuated Psychosis Syndrome
- B07-14 物質誘発性精神病性障害 Substance-Induced Psychotic Disorder
- B15 一般身体疾患に関連した精神病性障害
    Psychotic Disorder Associated with a Known General Medical Condition
- B16 一般身体疾患に関連した緊張病性障害
    Catatonic Disorder Associated with a Known General Medical Condition
- B17 他の特定の精神病性障害 Other Specified Psychotic Disorder
- B18 特定不能の精神病性障害 Unspecified Psychotic Disorder
- B19 特定不能の緊張病性障害 Unspecified Catatonic Disorder

◆コメント ─────
　主な改定点としては，①精神病発症のリスク状態を「微弱精神病症候群 Attenuated Psychosis Syndrome」として取り上げたこと，②これまでパーソナリティ障害の章に入っていた「失調型パーソナリティ障害 Schizotypal Personality Disorder」をこの章に入れたこと，③統合失調症の亜型を廃止したこと，④緊張型のみ「Catatonic Specifier」としてカテゴリー横断的な臨床特徴を残したこと，の4点である。

C 双極性および関連障害 Bipolar and Related Disorders

- C00 双極Ⅰ型障害 Bipolar I Disorder
- C01 双極Ⅱ型障害 Bipolar II Disorder
- C02 気分循環性障害 Cyclothymic Disorder
- C03 物質誘発性双極性障害 Substance-Induced Bipolar Disorder
- C04 一般身体疾患に関連した双極性障害
  Bipolar Disorder Associated with a Known General Medical Condition
- C05 他の特定の双極性障害 Other Specified Bipolar Disorder
- C06 特定不能の双極性障害 Unspecified Bipolar Disorder

◆コメント──────

　大きな改訂としては,「気分障害 Mood Disorders」という大枠の名称はなくなり,「双極性および関連障害」と「うつ病性障害 Depressive Disorders」に分離されたことである。双極性障害の下位分類はこれまでと同様である。特徴的なことは,「混合性エピソード」がなくなり,躁病エピソード,軽躁病エピソード,うつ病エピソードそれぞれに,「混合性の特徴の特定用語 mixed features specifier」が付記されることになったのである。従来の混合性エピソードよりも実際の臨床に適合しやすい変更となった。また,躁病／軽躁病エピソードに「ほとんど一日中,ほとんど毎日存在する」,「通常の行動からの顕著な変化がある」の記載が加わった。さらに,4日未満の軽躁病エピソードについて検討することになった。

D うつ病性障害 Depressive Disorders

- D00 破壊的気分調節不全障害 Disruptive Mood Dysregulation Disorder
- D01 大うつ病性障害，単一エピソード
  Major Depressive Disorder, Single Episode
- D02 大うつ病性障害，反復性 Major Depressive Disorder, Recurrent
- D03 慢性うつ病性障害（気分変調症）
  Chronic Depressive Disorder（Dysthymia）
- D04 月経前不快気分障害 Premenstrual Dysphoric Disorder
- D05 混合性不安／うつ病 Mixed Anxiety/Depression
- D06 物質誘発性うつ病性障害 Substance-Induced Depressive Disorder
- D07 一般身体疾患に関連したうつ病性障害
  Depressive Disorder Associated with a Known General Medical Condition
- D08 他の特定のうつ病性障害 Other Specified Depressive Disorder
- D09 特定不能のうつ病性障害 Unspecified Depressive Disorder

◆コメント

　大きな変更点は，新たな診断として「破壊的気分調節不全障害 Disruptive Mood Dysregulation Disorder：DMDD」が加わったことである。これは当初，「不快気分を伴う気質調節不全障害 Temper Dysregulation Disorder with Dysphoria：TDD」として「通常，幼児期，小児期，または青年期に初めて診断される障害」の章に記載されたが，後に「通常，幼児期，小児期，または青年期に初めて診断される障害」の章がなくなったことと，臨床特徴および転帰がうつ病性障害と近似することからこの章に組み入れられた。これは，通常のストレッサーに対する重度で反復する不機嫌の爆発が特徴であり，その爆発の間欠期の気分状態も，イライラ，怒り，あるいは悲しみなどが続く状態である。今後議論を呼ぶ診断であると思われる。また，DSM-IV では付録に記載されていた，「月経前不快気分障害 Premenstrual Dysphoric Disorder」と「混合性不

安/うつ病 Mixed Anxiety/Depression」という2つの診断が新たに加わった．前者はほとんど毎月，月経前に著しい抑うつ気分，不安，情緒不安定などを示す状態である．後者は，抑うつ気分および/あるいはアンヘドニアなどの抑うつ症状に，同時に不安性の苦痛（不合理な心配，不快な心配へのとらわれ，運動筋の緊張など）を伴っている状態である．また，双極性障害の章でも述べたが，「大うつ病エピソード」においても「混合性の特徴の特定用語 mixed features specifier」を付記することが可能になった．

E 不安障害 Anxiety Disorders

- E00 分離不安障害 Separation Anxiety Disorder
- E01 パニック障害 Panic Disorder
- E02 広場恐怖 Agoraphobia
- E03 特定の恐怖症 Specific Phobia
- E04 社交不安障害 Social Anxiety Disorder (Social Phobia)
- E05 全般性不安障害 Generalized Anxiety Disorder
- E06-11 物質誘発性不安障害 Substance-Induced Anxiety Disorder
- E12 一般身体疾患に関連した不安障害 Anxiety Disorder Associated with a Known General Medical Condition
- E13 他の特定の不安障害 Other Specified Anxiety Disorder
- E14 特定不能の不安障害 Unspecified Anxiety Disorder

◆コメント ─────

DSM-IV の不安障害から強迫性障害，外傷後ストレス障害，急性ストレス障害が別の章に移り，新たに分離不安障害 Separation Anxiety Disorder がこの章に組み入れられた．また，広場恐怖 Agoraphobia がコード番号がつく診断名として提案され，従来のようなパニック障害の診断基準からは削除されている．

F 強迫性および関連障害 Obsessive-Compulsive and Related Disorders

- F00 強迫性障害 Obsessive-Compulsive Disorder
- F01 身体醜形障害 Body Dysmorphic Disorder
- F02 貯め込み障害 Hoarding Disorder
- F03 抜毛障害 Hair-Pulling Disorder (Trichotillomania)
- F04 スキン・ピッキング障害 Skin Picking Disorder
- F05-06 物質誘発性強迫性障害
  Substance-Induced Obsessive-Compulsive Disorder
- F07 一般身体疾患に関連した強迫性障害
  Obsessive-Compulsive Disorder Associated with a Known General Medical Condition
- F08 他の特定の強迫性障害 Other Specified Obsessive-Compulsive Disorder
- F09 特定不能の強迫性障害 Unspecified Obsessive-Compulsive Disorder

◆コメント ────

強迫性障害を不安障害から分離し，その関連障害とともに独立した章を形成した．従来から論議されていた強迫スペクトラム障害に近い概念である．強迫性障害の診断基準においては若干の変更が行われたが，おおむねDSM-IVを継承している．強迫関連障害として，「身体醜形障害 Body Dysmorphic Disorder」，「貯め込み障害 Hoarding Disorder（所有物を捨てたり手放したりすることに強い困難を示し，所有物を貯め込む病態）」，「抜毛障害 Hair-Pulling Disorder（Trichotillomania）」，「スキン・ピッキング障害 Skin Picking Disorder（皮膚損傷に至るほど反復的に皮膚をつまんだり，つついたりする病態）」が組み入れられた．

G 外傷およびストレス関連障害 Trauma and Stressor Related Disorders

- G00 反応性愛着障害 Reactive Attachment Disorder
- G01 脱抑制性社会参加障害 Disinhibited Social Engagement Disorder
- G02 前学齢児の外傷後ストレス障害
  Posttraumatic Stress Disorder in Preschool Children
- G03 急性ストレス障害 Acute Stress Disorder
- G04 外傷後ストレス障害 Posttraumatic Stress Disorder
- G05 適応障害 Adjustment Disorders
- G06 他の特定の外傷あるいはストレス関連障害
  Other Specified Trauma- or Stressor- Related Disorder
- G07 特定不能の外傷あるいはストレス関連障害
  Unspecified Trauma- or Stressor- Related Disorder

◆コメント ────

　外傷およびストレス関連障害をまとめた章である。まず，反応性愛着障害の抑制型と脱抑制型を2つの診断カテゴリーにして，後者を「脱抑制性社会参加障害 Disinhibited Social Engagement Disorder」として分離した。また，従来の急性ストレス障害と外傷後ストレス障害に加えて，「前学齢児の外傷後ストレス障害 Posttraumatic Stress Disorder in Preschool Children」を新たに提案した。これは強い外傷体験を受けたときに示す行動特徴が，前学齢児と成人では異なるためである。さらに，「適応障害 Adjustment Disorders」もこの章に含まれている。

H 解離性障害 Dissociative Disorders

- H00 離人症性／現実感喪失障害 Depersonalization/Derealization Disorder
- H01 解離性健忘 Dissociative Amnesia
- H02 解離性同一性障害 Dissociative Identity Disorder
- H03 物質誘発性解離性障害 Substance-Induced Dissociative Disorder
- H04 他の特定の解離性障害 Other Specified Dissociative Disorders
- H05 特定不能の解離性障害 Unspecified Dissociative Disorder

◆コメント ──
DSM-IV の解離性障害と大きく異なる点は見られない。離人症性障害が現実感喪失障害を加えて，「離人症性／現実感喪失障害 Depersonalization/Derealization Disorder」となり，解離性遁走が解離性健忘の中に包含された。

J 身体症状障害 Somatic Symptom Disorders

- J00 複雑身体症状障害 Complex Somatic Symptom Disorders
- J01 単純身体症状障害 Simple Somatic Symptom Disorders
- J02 疾患不安障害 Illness Anxiety Disorder
- J03 機能性神経障害（転換性障害）
  Functional Neurological Disorder (Conversion Disorder)
- J04 一般身体疾患に影響を与えている心理的要因
  Psychological Factors Affecting Medical Condition
- J05 他の特定の身体症状障害 Other Specified Somatic Symptom Disorder
- J06 特定不能の身体症状障害 Unspecified Somatic Symptom Disorder

◆コメント

　DSM-IVの身体表現性障害を「身体症状障害 Somatic Symptom Disorders」へ変更した。そして，従来の身体化障害，心気症，疼痛性障害をまとめて「複雑身体症状障害 Complex Somatic Symptom Disorders」とした。これは1つあるいはそれ以上の身体症状が慢性に持続し（6カ月以上），症状に対する懸念が複雑な場合（認知の歪みが存在）が当てはまる。それとは別に「単純身体症状障害 Simple Somatic Symptom Disorders」を提唱し，1つあるいはそれ以上の身体症状が1カ月以上持続し，症状に対する懸念が単純な場合（認知の歪みが軽度）とした。従来の心気症の中で，身体症状が少なく，症状に対する懸念も軽度の場合は，「疾患不安障害 Illness Anxiety Disorder」という診断を提案した。転換性障害 Conversion Disorder は「機能性神経障害 Functional Neurological Disorder」という名称となった。また，DSM-IVでは，17章「臨床的関与の対象となることのある他の状態」に分類されていた「一般身体疾患に影響を与えている心理的要因 Psychological Factors Affecting Medical Condition」がこの章に組み入れられた。

K　哺育および摂食障害 Feeding and Eating Disorders

K00　異食症 Pica

K01　反芻性障害 Rumination Disorders

K02　回避性／限局性食物摂取障害
　　　Avoidant/Restrictive Food Intake Disorder

K03　神経性無食欲症 Anorexia Nervosa

K04　神経性大食症 Burimia Nervosa

K05　むちゃ食い障害 Binge Eating Disorder

K05　他の特定の哺育あるいは摂食障害
　　　Other Specified Feeding or Eating Disorder

K06　特定不能の哺育あるいは摂食障害
　　　Unspecified Feeding or Eating Disorder

◆コメント──────
　従来の摂食障害と異食症や反芻性障害などの幼児期または小児期早期の哺育障害とを統合した章になっている。神経性無食欲症と神経性大食症はいくつかの診断基準の変更が見られる。特徴的なことは，肥満恐怖やBody imageの障害などの摂食障害における中核的な精神病理がないまま体重減少が続く「回避／制限性食物摂取障害 Avoidant/Restrictive Food Intake Disorder」という病型，および自己評価が体重や体型に影響を受けていることや不適切な代償行動（すなわち排出行動）が明らかではない「むちゃ食い障害 Binge Eating Disorder」という病型が提出されたことである。

L　排泄障害 Elimination Disorders

　L00　遺尿症（一般身体疾患によらない）
　　　　Enuresis (Not Due to a General Medical Condition)

　L01　遺糞症 Encopresis

◆コメント──────
　DSM-IVでは「通常，幼児期，小児期，または青年期に初めて診断される障害」の章に記載されていた遺尿症と遺糞症が「排泄障害 Elimination Disorders」として独立した。

M　睡眠覚醒障害 Sleep-Wake Disorders

　M00　不眠性障害 Insomnia Disorder

　M01　原発性過眠症／情動脱力発作のないナルコレプシー
　　　　Primary Hypersomnia/Narcolepsy without Cataplexy

　M02　クラインレビン症候群 Kline Levin Syndrome

M03 ナルコレプシー／ヒポクレチン欠乏
　　　Narcolepsy/Hypocretin Deficiency
M04 閉塞性睡眠時無呼吸症候群
　　　Obstructive Sleep Apnea Hypopnea Syndrome
M05 原発性睡眠時無呼吸 Primary Central Sleep Apnea
M06 原発性肺胞低換気症候群 Primary Alveolar Hypoventilation
M07 概日リズム睡眠障害 Circadian Rhythm Sleep Disorder
M08 覚醒障害 Disorder of Arousal
M09 悪夢障害 Nightmare Disorder
M10 レム睡眠行動障害 Rapid Eye Movement Behavior Disorder
M11 レストレスレッグズ症候群 Restless Legs Syndrome
M12-18 物質誘発性睡眠障害 Substance-Induced Sleep Disorder
M19 他の特定の睡眠障害 Other Specified Sleep Disorder
M20 特定不能の睡眠障害 Unspecified Sleep Disorder

◆コメント────
　睡眠障害として，「不眠性障害 Insomnia Disorder」と「概日リズム睡眠障害 Circadian Rhythm Sleep Disorder」はおおむね変わりはないが，原発性過眠症が「原発性過眠症／情動脱力発作のないナルコレプシー」と「クラインレビン症候群」という病名になっている．また従来のナルコレプシーも「ナルコレプシー／ヒポクレチン欠乏 Narcolepsy/Hypocretin Deficiency」となっており，生物学的マーカーを診断基準に取り入れている．さらに，呼吸器疾患に分類されていた「閉塞性睡眠時無呼吸症候群」「原発性睡眠時無呼吸」「原発性肺胞低換気症候群」が睡眠障害として取り入れられている．睡眠時随伴症としては，「悪夢障害」「覚醒障害」のほかに，「レム睡眠行動障害」「レストレスレッグズ症候群」が新たな診断として組み入れられている．

N 性機能不全 Sexual Dysfunctions

- N00 勃起障害 Erectile Disorder
- N01 女性のオルガズム障害 Female Orgasmic Disorder
- N02 遅漏 Delayed Ejaculation
- N03 早漏 Early Ejaculation
- N04 女性の性的関心／興奮の障害
  Sexual Interest/Arousal Disorder in Women
- N05 男性の性的欲求低下障害 Hypoactive Sexual Desire Disorder in Men
- N06 生殖器骨盤痛／性交障害 Genito-Pelvic Pain/Penetration Disorder
- N07 物質誘発性性機能不全 Substance-Induced Sexual Dysfunction
- N08 一般身体疾患に関連した性機能不全
  Sexual Dysfunction Associated with a Known General Medical Condition
- N09 他の特定の睡眠障害 Other Specified Sexual Dysfunction
- N10 特定不能の睡眠障害 Unspecified Sexual Dysfunction

◆コメント ───────
ここでは性機能不全のみが取り上げられている。おおむねDSM-IV を踏襲したものになっている。

P 性別不快症 Gender Dysphoria

- P00 小児の性別不快症 Gender Dysphoria in Children
- P01 青年または成人の性別不快症 Gender Dysphoria in Adolescents or Adults
- P02 特定不能の性別不快症 Unspecified Gender Dysphoria

◆コメント ────
これまでの性同一性障害が「性別不快症 Gender Dysphoria」と名称が変更になっている。小児の性別不快症と青年または成人の性別不快症に分けて記載されている。

Q 破壊的，衝動抑制，および素行障害
Disruptive, Impulse Control, and Conduct Disorders

Q00 反抗挑戦性障害 Oppositional Defiant Disorder

Q01 放火癖 Pyromania

Q02 窃盗癖 Kleptomania

Q03 間欠性爆発性障害 Intermittent Explosive Disorder

Q04 他の特定の破壊的または衝動制御障害
　　　Other Specified Disruptive or Impulse Control Disorder

Q05 特定不能の破壊的または衝動制御障害
　　　Unspecified Disruptive or Impulse Control Disorder

Q06 素行障害 Conduct Disorder

Q07 非社会性パーソナリティ障害
　　　Dyssocial Personality Disorder (Antisocial Personality Disorder)

◆コメント ────
これまで行動障害として考えられてきた「注意欠如および破壊的行動障害：注意欠如・多動性障害（ADHD），素行障害（CD），反抗挑戦性障害（ODD）」の中から注意欠如・多動性障害（ADHD）のみが分離されて神経発達障害の章に組み入れられたため，破壊的行動障害あるいは衝動制御障害に該当する診断がここに集められた印象がある。反抗挑戦性障害および素行障害に加えて，「放火癖 Pyromania」「窃盗癖 Kleptomania」「非社会性パーソナリティ障害（かつての反社会性パーソナリティ障害）」もこの章に入っている。

R 物質使用および嗜癖障害 Substance Use and Addictive Disorders

R00-10 物質使用障害
Substance Use Disorder (Alcohol, Amphetamine, Cannabis, Cocaine, Hallucinogen, Inhalant, Opioid, Phencyclidine, Sedative or Hypnotic or Anxiolytic, Tabacco, Other Substance)

R11-21 物質中毒
Substance Intoxication (Alcohol, Amphetamine, Caffeine, Cannabis, Cocaine, Hallucinogen, Inhalant, Opioid, Phencyclidine, Sedative or Hypnotic or Anxiolytic, Other Substance)

R22-30 物質離脱
Substance Withdrawal (Alcohol, Amphetamine, Caffeine, Cannabis, Cocaine, Opioid, Sedative or Hypnotic or Anxiolytic, Tabacco, Other Substance)

R31 ギャンブル障害 Gambling Disorder

◆コメント ───
　大きな変化としては，「依存 dependence」および「乱用 abuse」という概念が消失し，「使用障害 Use Disorder」に統一されたことである。「物質使用障害」「物質中毒」「物質離脱」という基本的な構成に大きな変化はない。ただ，最後に「ギャンブル障害 Gambling Disorder」という行動のアディクションも含めているところが特徴である。

S　神経認知障害 Neurocognitive Disorders

- S00-11　せん妄 Delirium
- S00　　　せん妄 Delirium
- S01-10　物質誘発性せん妄 Substance-Induced Delirium
- S11　　　アルコール離脱せん妄 Alcohol Withdrawal Delirium
- S12-23　軽度神経認知障害 Mild Neurocognitive Disorder
- S24-35　中核神経認知障害 Major Neurocognitive Disorder

◆コメント ──────

特徴としては，全体を「せん妄」「軽度神経認知障害 Mild Neurocognitive Disorder」「中核神経認知障害 Major Neurocognitive Disorder」の3つに分類し，従来の「認知症」という名称を「神経認知障害 Neurocognitive Disorder」に変更し，それを「軽度 Mild」と「中核 Major」に分けたことである．それぞれに原因疾患として，アルツハイマー病，血管性疾患，前頭側頭葉変性症，頭部外傷，レビー小体病，パーキンソン病，HIV 感染症，物質使用，ハンチントン病，プリオン病をあげている．

T　パーソナリティ障害 Personality Disorders

- T00　境界性パーソナリティ障害 Borderline Personality Disorder
- T01　強迫性パーソナリティ障害
　　　Obsessive-Compulsive Personality disorder
- T02　回避性パーソナリティ障害 Avoidant Personality disorder
- T03　失調型パーソナリティ障害 Schizotypal Personality disorder
- T04　反社会的パーソナリティ障害（非社会的パーソナリティ障害）
　　　Antisocial Personality disorder（Dyssocial Personality disorder）

T05　自己愛性パーソナリティ障害 Narcissistic Personality disorder

T06　パーソナリティ障害特性の特定用語
　　　Personality disorder Trait Specified

◆コメント ─────

　パーソナリティはパーソナリティ障害の有無にかかわらず，すべての患者に対して，「パーソナリティ機能」「パーソナリティ障害タイプ」「パーソナリティ特性」という3つのディメンジョンから評価される。パーソナリティ機能は自己（self）および対人関係（interpersonal）の2つの領域において5段階のスケールで評価される。「パーソナリティ障害」のタイプとしては，上記のような「境界性」「強迫性」「回避性」「失調型」「反社会性」「自己愛性」の6型があげられている。特徴的なことは，「パーソナリティ特性」として，「否定的感情 Negative Affectivity」「社会的孤立 Detachment」「敵意 Antagonism」「脱抑制対強迫性 Disinhibition vs. Compulsivity」「精神病性 Psychoticism」の5項目の特性ドメインが設定されている。このように，従来のパーソナリティ障害というカテゴリカルな分類ではなく，ディメンジョナル・モデルに立脚した大幅な改訂が行われたのである。

U　性嗜好異常 Paraphilias

U00　露出障害 Exhibitionistic Disorder

U01　フェティシズム Fetishistic Disorder

U02　窃触障害 Frotteuristic Disorder

U03　小児性愛 Pedohebephilic Disorder

U04　性的マゾヒズム Sexual Masochism Disorder

U05　性的サディズム Sexual Sadism Disorder

U06　服装倒錯障害 Transvestic Disorder

U07　窃視障害 Voyeuristic Disorder
U08　他の特定の性嗜好異常 Other Specified Paraphilic Disorder
U09　特定不能の性嗜好異常 Unspecified Paraphilic Disorder

◆コメント
　DSM-IV では「性障害および性同一性障害」の章に含まれていた「性嗜好異常」が独立して一つの章となった。内容は DSM-IV とほぼ同様である。

V　他の障害 Other Disorders
V01-05　自傷 Self-Injury
　V01　非自殺自傷 Non-Suicidal Self Injury
V06　虚偽性障害 Factitious Disorder

◆コメント
　他の障害として，「自傷」と「虚偽性障害」があげられている。前者の「非自殺自傷 Non-Suicidal Self Injury」はこれまでにない新しい概念である。実際の臨床ではよく見られる事象であり，現実的な診断基準である。「虚偽性障害」は DSM-IV では一つの章であったが，今回はここに編入されている。心理的または身体的徴候・症状の意図的捻出またはねつ造を自己に向けて行うか，他者に向けて行うか（すなわち，代理による虚偽性障害）の 2 つに分類されている。

あとがき

　子どもの双極性障害は，従来の精神医学の諸概念に大きな課題をつきつけた。それは以下の3点に集約できる。
　第一に，"双極性 bipolarity"とは何かということである。伝統的な躁うつ病の概念は，躁病相とうつ病相の明らかな対比，その明瞭な交代と月単位の周期，各病相に特徴的な臨床症状などであった。ところが，子どもの双極性障害の臨床像は，うつ症状と躁症状の急速な交代，およびうつ病相と躁病相が明瞭に区別しにくく，双方の症状が混在する多彩な病態によって特徴づけられるのだ。すなわち，発達論的視点をもつ"双極性"概念が導入されなければならない。このような症候論をもつことによって，これまで単に情緒不安定なADHDであるとか，易刺激的で衝動性の強い素行障害などと考えられてきた病態が，背景に双極性障害の存在を想定することにより，うまく説明でき，より良く理解できるようになったのである。現実に存在する多様かつ多彩な病理をより適切に認識できるようになったのだ。また，発達論的視点をもつ双極性概念に端を発して，今後「発達精神病理学 developmental psychopathology」というパラダイムが，児童精神医学だけでなく，精神疾患全般を考える上で非常に重要なテーマとなってくると考えられるのである。
　第二に，"併存障害 comorbidity"との関係をどう考えるかということである。子どもの双極性障害は，他の精神障害，特にADHD，反抗挑戦性障害，素行障害，あるいは広汎性発達障害などと高率に併存する。それらの併存障害が気分の変動や情緒不安定など，双極性障害の病像と類似した症状を呈するのである。もちろん両者の鑑別は必要であるが，むしろ両者の併存をつねに念頭に置き，双方に対する治療的アプローチが必要になってくると思われる。子どもの双極性障害とさまざまな発達障害の関係を解明することは，両

者の内的関連性の研究につながり，病態解明に大きな貢献をもたらすだけでなく，治療方針を立てる上でも，治療転帰を考える上でも有用な情報を提供してくれるだろう。

　第三に，治療をどうするかということである。子どもの双極性障害研究において，いま何よりも必要とされているのは，真に効果的な治療法についての，より系統的に対照群を設定して比較した実証的な研究である。そのような研究がこれまでほとんど行われていないのである。実地臨床において，子どもの双極性障害対して気分安定薬の単剤療法に反応する症例はきわめて少ないのが現状である。成人の双極性障害研究を参考にしながらも，子どもの症例に真に有効なアプローチの検討が待たれるところである。

　以上のように，子どもの双極性障害が従来の精神医学につきつけたインパクトは少なくない。さらに，子どもの双極性障害と大人の双極性障害は同一，あるいは連続性のある病態なのか，さまざまな発達障害との真の関連はどうか，子どもの双極性障害の転帰・予後はどうかなど，数多くの問題が残っているのである。子どもの双極性障害の研究は，そのまま大人の気分障害の解明につながっていくのである。本書が多少とも児童青年期精神科臨床の参考となり，診断および治療の発展につながり，双極性障害で悩む方々のために役立つことがあれば，筆者として望外の喜びである。

　最後に，これまで治療に携わらせていただいた子どもたちとご家族の方々に心より感謝申し上げます。

　　2011年8月

傳田 健三

索 引

●A-Z

activation syndrome 99, 102, 170
ADHD Rating Scale (ADHD-RS) 108
BDNF 遺伝子 152
black-box warning 132
Child and Adolescent Psychiatry ... 3, 4, 18
COBY study 57-59, 78, 79, 95
DSM-III 21, 23, 28
DSM-III-R 54, 55, 73
DSM-IV 23, 28, 29, 54, 73, 181, 194, 213-215, 217-219, 221, 226
DSM-IV-TR 5, 6, 29, 33, 41, 45, 47, 51, 54, 57, 63, 74, 77-82, 87, 111, 120, 165, 181
DSM-5 ドラフト 7, 10, 24, 48, 87, 176, 181, 187, 191, 192, 203, 208
ECA 研究 27, 29
FDA 129, 131-133
GAF スコア 163, 164
ICD-10 .... 23, 45, 64, 160
IPSRT 143, 144
IQ 55, 98, 102, 105, 110, 115
　言語性── 98, 102, 105, 110, 115
　動作性── 98, 102, 106, 110, 115
Masterson の基準 163
MINI-KID 34, 35, 37, 38
NCS-R 研究 27
NCS 研究 27, 29
NIMH 57, 77, 78, 80, 81, 88, 143, 180, 183

PEA-BP 6, 33, 55, 82, 85, 167, 168, 170, 171
SCAD プロフィール 98, 110
SMD 6, 55, 56, 64, 77, 80, 81, 88, 180-184, 203
SNRI 171, 172
SSRI 99, 102, 112, 116, 130, 137, 170-172, 195, 200
Stephens-Johnson syndrome 132
WASH-U-KSADS 6, 33, 55, 56, 64, 82, 83, 85
WISC-III 98, 102, 105, 110, 115
Zurich Study 29

●あ

アスペルガー障害 103, 106, 110, 111, 115, 116, 192, 197, 210
アトモキセチン 135
アリピプラゾール 129, 130, 133, 134, 196
アルコール依存症 161
閾値下双極性障害
　（Subsyndromal Bipolar Disorder：SUB）
　..................... 30, 37, 167
意識障害 72, 74, 94, 120, 124
意識水準の低下 72, 74
一般身体疾患による精神疾患 73
イライラ感 38, 43, 59, 68, 79, 82, 84, 85, 109, 112, 113, 117, 120, 122, 180, 189, 195, 196, 202

索引 231

うつ病
　——エピソード 42, 43, 47
　仮面—— 22
　——スペクトラム 43, 63
　——性障害 3, 7, 18, 24, 30, 72,
　　154, 177, 187, 208, 212, 213
　——等価症状 22
疫学 9, 27, 29-34, 56, 183
易刺激性（irritability）........... 5, 6, 30, 33,
　47, 49, 53-56, 58-62, 64, 66, 68, 77, 79,
　80, 82, 85-87, 102, 111, 129, 133, 162,
　164-166, 179, 180, 189, 202, 203
エキスパート・コンセンサス 129
オランザピン 129, 130, 133-135,
　196, 199
愚かな行動 83, 84

● か
外傷およびストレス関連障害
　（Trauma and Stressor Related Disorders）
　.. 208, 216
開放的な 8, 43, 46, 57, 63, 80, 87,
　88, 94, 95, 178, 186
解離性障害（Dissociative Disorders）
　... 217
過剰診断 33, 170, 188, 192, 198
家族機能の障害（虐待など）..... 168, 169
家族に焦点付けした心理教育（Family-
　focused Psychoeducation Treatment : FFT）
　.. 141, 143, 144
活力の増大 59, 64, 69, 82
カルテ 9, 159, 161, 164, 191

カルバマゼピン
　............. 72, 94, 129, 130, 132, 134, 135
考えの競い合い 83, 84
肝機能障害 94, 115, 132
感情表出 141, 154
観念奔逸 43, 44, 46, 64, 69, 80,
　82-84, 178, 180, 186
関連解析（association study）............. 152
器質性
　——気分症候群
　　（organic mood disorder）............... 73
　——幻覚症（organic hallucinosis）... 73
　——精神障害 72, 73
　——妄想症候群
　　（organic delusional disorder）........ 73
機能画像研究：fMRI（functional MRI）
　.. 155
気分
　——循環性障害（Cyclothymia Disorder）
　... 30, 31,
　41, 50, 52, 167, 212
　——障害（Mood Disorder）...... 4, 7, 18,
　23, 34-36, 44, 46, 49, 61, 70, 73, 74,
　153, 161, 166-169, 179, 181, 182,
　193, 198, 200, 203, 208, 212, 213,
　228
　——・睡眠・活動記録表
　　.......................... 68, 120, 122, 123, 139
　——変調症エピソード 42, 43, 47
　——変調性障害 30, 35-37, 179, 198
急速交代型 4, 50, 58-60, 79, 86, 94,
　95, 98, 99, 102, 106, 111, 117, 135, 161,
　162, 164, 170, 189, 198, 202

強迫性および関連障害
（Obsessive-Compulsive and Related Disorders）................ 208, 215
緊張病症候群 21
クエチアピン 101, 102, 105, 116, 129, 130, 133-135, 196, 199
軽躁病エピソード 5, 29, 37, 42, 43, 45, 46, 50, 51, 184-186, 212
形態画像研究 154
幻覚 ... 60, 61, 63, 67, 69-71, 73, 117, 195
高機能広汎性発達障害 38
抗てんかん薬 129, 132, 133
広汎性発達障害 8, 55, 60, 61, 66, 105, 106, 112, 113, 115-117, 161, 164-166, 169, 172, 179, 191, 195, 197, 198, 202, 203, 210, 227
高揚気分 5, 6, 30, 42, 45, 54-56, 58, 59, 61, 63, 64, 69, 78, 79, 82, 85-87, 98, 101, 111, 117, 122, 124, 178, 179, 188, 189, 195, 202
高揚した 8, 43, 46, 57, 80, 88, 101, 109, 113, 114, 116, 119, 120, 178, 186
誇大性 5, 6, 54-56, 58, 59, 61, 64, 69, 78, 80, 82, 83, 85, 111, 188, 189, 202
誇大妄想 67, 83
子どもの双極性障害 3, 4, 6-10, 18, 19, 24, 27, 30-33, 38, 45, 49, 51, 53, 54, 56, 58, 59, 62, 63, 66, 67, 69, 72, 74, 77-79, 87, 92, 111, 128, 129, 137, 138, 150, 165, 167, 170, 172, 187, 188, 190-192, 196, 200-203, 227, 228
混合型の特定用語 48, 185-188

混合性
── エピソード 5, 42-44, 47-51, 59-61, 66-69, 72, 79, 94, 95, 101, 102, 161, 184, 185, 188, 198, 212
── スペクトラム 43, 63
── 病像 21
昏迷状態 21, 60, 63, 67, 69, 94, 95, 113, 116, 120, 124

●さ

再発 68, 121, 124, 137, 138, 163, 164
── 予防 140, 141, 144
思春期周期性精神病 19, 74
持続期間 5, 42, 45, 47, 51, 52, 55, 63, 64, 70, 87, 110, 111
自尊心の肥大または誇大 43, 178
実行機能の障害 153
実証的医学 128
児童期発症型 61, 168
自閉症スペクトラム障害
（Autism Spectrum Disorder）... 209, 210
社会適応状況 163
社会不安障害 161, 195, 202
若年周期精神病 70-74, 94, 120, 124, 161
重症度 42, 45, 47, 52
集団家族心理教育グループ 142
集団療法 142
集中的精神療法 143, 144
重度の非エピソード性の易刺激性
.... 8, 78, 88, 179, 180, 184, 188

柔軟性の欠如 153
小うつ病性障害 35-37
症状性精神障害 72, 73
症状のマネージメント 139
衝動性 5, 38, 59, 66, 108, 110, 111,
   117, 120, 195, 227
小児科発達障害クリニック 165, 191
植物性機能障害 22
神経心理学的研究 153
神経認知障害（Neurocognitive Disorders）
   224
神経発達障害
   （Neurodevelopmental Disorders）
   .... 208-210, 222
身体症状 22, 70, 71, 105
── 障害（Somatic Symptom Disorders）
   .... 217, 218
診断基準 3, 5, 6, 8-10, 23, 24, 28,
   30, 31, 33, 41, 43, 45, 47-51, 53, 54-57,
   63, 64, 71, 73, 74, 77-80, 82, 85-87, 95,
   110, 120, 151, 167, 170, 177-181,
   186-189, 191, 194, 202, 214, 215, 219,
   220, 226
心理教育 138, 141
膵機能障害 132
睡眠覚醒障害（Sleep-Wake Disorders）
   219
睡眠欲求の減少 43, 44, 46, 64, 69,
   80, 82, 83, 178, 186
生活技能訓練 142
性機能不全（Sexual Dysfunctions） ... 221
性差 181, 183

性嗜好異常 225, 226
正常気分 42, 43, 61, 63, 68
精神運動性症状 21
精神疾患の遺伝歴 117, 161
精神病症状 60-62, 67, 69, 80, 134,
   135, 195
精神療法 9, 128, 137, 138, 141,
   143, 144, 196
性的行動の亢進 83
青年期発症型 61
生物学的病態研究 9, 150
性別不快症 221, 222
摂食障害 47, 161, 218, 219
セルトラリン 113, 114, 171
線条体の活動性が亢進 155
せん妄 73, 74, 224
躁うつ病 4, 18-21, 24, 227
双極
── I 型障害 27, 29, 31, 41, 44, 48,
   50-52, 63, 79, 92, 95, 130, 133, 134,
   161, 167, 169, 185, 212
── II 型障害 29-31, 37, 41, 46,
   50-52, 63, 79, 96, 99, 103, 106, 124,
   161, 198, 212
── スペクトラム障害 193, 194
双極性
── うつ病 143, 198, 199, 200
── および関連障害 7, 208, 212

双極性障害 3-9, 18, 19, 24, 27, 28, 30-32, 35-38, 41-43, 45, 48-51, 53-63, 66-69, 72-74, 77-79, 82, 83, 85-88, 95, 99, 102, 105-107, 110, 111, 124, 128, 129, 131, 132, 134, 136-139, 141-144, 150-155, 159-161, 163-172, 176, 177, 179, 181-184, 187-198, 200, 203, 212, 214, 227, 228

児童期 ── 7, 61, 62, 64, 86, 129, 132-134, 136, 137, 141, 142, 154, 169, 177, 179, 180, 182, 183, 187

特定不能の ── 6, 41, 50, 54, 62, 63, 110, 111, 170, 212

双生児研究 151

躁病
── エピソード 5, 6, 29, 38, 42-45, 47-52, 54, 58, 63, 66-69, 72, 82, 83, 85, 129, 131, 133, 153, 163, 182, 184-187, 203, 212

── スペクトラム 43, 63

素行障害 4, 5, 8, 59-61, 64, 168-170, 179, 181, 189, 196, 202, 208, 210, 222, 227

●た
大うつ病
── エピソード 42, 43, 47, 48, 50-52, 184, 186, 193, 194, 214

── 性障害（Major Dpressive Disorder）
.... 3, 30, 35-37, 48, 56, 100, 113, 116, 131, 151, 161, 167, 171, 179, 187, 203, 213

対処技術の習得・向上 139

対人関係・社会リズム療法 143
対人関係療法 143
多動 4, 21, 38, 45, 59, 63, 70-72, 96, 107, 108, 110-112, 115, 117, 120, 166, 197, 208-210, 222
多弁 21, 38, 43, 44, 46, 59, 69, 80, 82, 92, 93, 105, 113, 118, 122, 178, 180, 186, 195
炭水化物の摂取 66
注意欠如・多動性障害（ADHD）... 4, 5, 8, 32, 33, 38, 47, 53, 56, 59-62, 64, 66-69, 82-85, 96, 98, 107, 110-112, 120, 121, 135, 151, 152, 154, 161, 164-166, 168-172, 179-182, 187, 189, 191, 195-198, 202, 203, 208-210, 222, 227

情緒不安定な ── 67, 166, 227
注意散漫 38, 43, 44, 46, 59, 62, 64, 69, 80, 82, 178, 180, 195
中枢刺激薬 169, 170-172, 197
超急速交代型 4, 30, 31, 58
治療 8, 9, 43, 44, 46, 48, 49, 72, 87, 94, 97, 98, 100, 104-108, 111, 113, 115, 116, 120, 121, 128, 129, 131, 133, 135, 137-139, 141, 143, 161, 171, 184, 187, 190, 191, 193-200, 203, 227, 228

── アルゴリズム 199
統合失調症 54, 55, 67, 69, 70, 74, 151, 152, 211

── スペクトラムおよび他の精神病性障害 211

── との鑑別診断 69
ドーパミン遺伝子 152
トラゾドン 101

●な

難治性 138, 190, 195
日内交代型 4, 30, 31, 58-61, 63, 79, 80, 85, 95, 98, 99, 101, 107, 111, 116, 117, 161, 164-166, 171, 188, 191
認知行動療法 142
　子どもと家族に焦点付けした── ... 142
脳画像研究 154

●は

パーソナリティ障害（Personality Disorders）
　........ 64, 195, 208, 211, 222, 224, 225
排泄障害（Elimination Disorders） 219
破壊的気分調節不全障害
　（Disruptive Mood Dysregulation isorder : DMDD）
　.............. 7, 88, 176-179, 188, 203, 213
破壊的，衝動抑制，および素行障害
　（Disruptive, Impulse Control, and Conduct Disorders） 208, 222
発達
　── 精神病理学 9, 227
　── 論的視点 8, 227
パニック障害 161, 195, 202, 214
ハミルトンうつ病評価尺度 101
バルプロ酸 72, 94, 95, 101, 102, 109-111, 114-116, 120-122, 124, 129, 130, 132-135, 195-197
反抗挑戦性障害 4, 5, 8, 59-61, 168, 169, 179, 181, 189, 196, 202, 208, 210, 222, 227
判断力の低下 83

非自殺自傷 226
非定型抗精神病薬 116, 129, 132-134, 137, 196
非定型精神病 74
否認の機制 140
表情認知の障害 153
不安障害（Anxiety Disorders） 5, 47, 55, 61, 64, 137, 151, 161, 179, 195, 196, 202, 208, 214, 215, 217, 218
不快気分を伴う機嫌調節不全障害
　（Temper Dysregulation Disorder with Dysphoria : TDD）
　....................... 7, 87, 88, 176, 213
腹側前頭前野
　── の活動性の亢進 155
　── の活動性は低下 155
服薬遵守 138, 140
不注意型 120, 121
物質使用および嗜癖障害
　（Substance Use and Addictive Disorders）
　...................................... 223
フルボキサミン 100, 170
ブロモクリプチン 72
分子遺伝学的研究 151
米国児童青年精神医学会
　（American Academy of Child and Adolescent Psychiatry : AACAP）
　................ 57, 78, 80, 87, 129, 138
併存障害（comorbidity） 5, 8, 22, 59-61, 66, 135, 161, 164, 196, 198, 201-203, 227
扁桃体の過活動 155

哺育および摂食障害
（Feeding and Eating Disorders）...... 218
他の障害（Other Disorders）............ 226

● ま

マサチューセッツ総合病院グループ
.... 58, 86
無作為化比較試験
（Randomized Controlled Trial：RCT）
.... 128-133, 143, 196, 199
メタ解析 37
メタボリックシンドローム 134
メチルフェニデート
.... 96, 109-111, 135, 169, 171, 197
メディアの影響 66
妄想 47, 60, 61, 63, 67, 69-71, 73,
74, 117, 195, 211
目標志向性の活動増加 43
問題解決技法 141, 142

● や

薬物
── アドヒアランス 137, 140
── のエビデンスレベル 129
── 療法 9, 32, 94, 96, 97, 109, 113,
114, 120, 124, 128, 129, 134-138,
143, 163, 164, 196, 199, 202
ヤング躁病評価尺度（YMRS）.......... 101

● ら

ライフイベント 66, 68
ラモトリジン 130, 132, 137, 199, 200
リスペリドン 97, 129, 130, 133-135
リチウム 72, 94, 97, 98, 105, 106,
129-135, 137, 195, 196, 199, 200
臨床遺伝学的研究 150
連鎖解析 151, 152

● わ

ワシントン大学グループ 58, 82

● 人名

Biederman 4-6, 33, 54-56, 58, 78, 80,
86, 88, 161, 164-166, 179, 203
Dilsaver 54, 55
Findling 5, 42, 48, 54, 63, 66, 79
Geller 4-6, 33, 55, 56, 58-60, 78, 79,
81-83, 85, 86, 131, 152, 161, 164-168,
170, 171, 188, 193, 196, 198
Kanner 18
Kraepelin 19
Leibenluft 4, 6, 54-57, 64, 77, 78, 80,
81, 88, 128, 131-133, 135, 136, 141,
151, 153-155, 180, 203
Rutter & Hersov 18
Shaw & Lucas 18

[著者略歴]

傳田 健三
（でんだ・けんぞう）

1957年　静岡県に生まれる。
1981年　北海道大学医学部卒業。
1998〜1999年　ロンドン大学精神医学研究所，ベスレム王立病院
　　　　　　　（青年期病棟，摂食障害病棟），モーズレー病院に留学。
1999〜2008年　北海道大学大学院医学研究科精神医学分野准教授。
現在　北海道大学大学院保健科学研究院生活機能学分野教授。

専攻　児童青年精神医学，臨床精神医学，精神科リハビリテーション学

著書　『対人援助者の条件 ── クライエントを支えていくということ』（共編）
　　　金剛出版, 2011.
　　　『若者の「うつ」──「新型うつ病」とは何か』筑摩書房, 2009.
　　　『子どもの摂食障害 ── 拒食と過食の心理と治療』新興医学出版社,
　　　2008.
　　　『「こどものうつ」に気づけない！』佼成出版社, 2007.
　　　『大人も知らない「プチうつ気分」とのつきあい方』講談社, 2006.
　　　『小児のうつと不安 ── 診断と治療の最前線』新興医学出版社, 2006.
　　　『子どものうつ　心の叫び』講談社, 2004.
　　　『子どものうつ病 ── 見逃されてきた重大な疾患』金剛出版, 2002.

子どもの双極性障害
DSM-5への展望

2011年11月10日　印刷
2011年11月20日　発行

著　者　傳田健三
発行者　立石正信

装丁　臼井新太郎／装画　塚本衣絵
本文組版　石倉康次
印刷　平河工業社／製本　誠製本

発行所　株式会社 金剛出版
　　　　〒112-0005 東京都文京区水道1-5-16
　　　　電話 03-3815-6661
振　替　00120-6-34848

ISBN978-4-7724-1220-9 C3011　Printed in Japan©2011

子どものうつ病
見逃されてきた重大な疾患
傳田健三著
A5判　272頁　定価3,780円

　本書は，子どものうつ病を包括的に捉えて，成因・病態，症状，分類・類型，経過・予後などについての最新知見を簡潔に述べたうえで，有効な薬物療法・精神療法，家族へのアプローチ，自殺の予防といった治療の実際を豊富な症例を挙げ具体的に詳述したものである。さらに現代社会の子どもへの影響や，"うつ"状態が子どもにとって何を意味するかまでにも言及している。「子どものうつ病」を正しく診断し，治療するために必要な事柄をすべてもり込んだ実用書である。

未熟型うつ病と双極スペクトラム
気分障害の包括的理解に向けて
阿部隆明著
A5判　300頁　定価4,725円

　「笠原－木村分類」（笠原嘉・木村敏），「逃避型うつ病」（広瀬徹也），「ディスチミヤ親和型うつ病」（樽味伸），「現代型うつ病」（松浪克文）を受け継ぎ，ヤンツァーリクの構造力動論を参照しながら，現代のうつ病の真実を探る。代表作「未熟型うつ病」論考をはじめとして，うつ病と双極性障害を含む気分障害論を展開した決定的臨床論。

つなげよう
発達障害のある子どもたちとともに私たちができること
田中康雄著
四六判　280頁　定価2,940円

　発達障害のある子どもたちの生きづらさを生活障害と読み替え，支援者ができることを長年にわたる臨床経験から提案する臨床試論。生物学的－医学的な所見，発達の視点，社会との関係など，発達障害の子どもたちが置かれている現状をさまざまな面から理解し，支援へとつなげていく。子どもたちに注ぐ慈愛のまなざしが読者の心を打つだけでなく，同時に支援のあるべき姿を浮き彫りにしていく，著者・田中康雄，最新形の思考集成。

価格は消費税込み（5％）です